婴幼儿托育服务与管理专业规划教材

U0955016

杨晓萍　李姗泽　总主编

婴幼儿营养与科学喂养

主　编：赵　妍　甘文玲
副主编：樊　欣　文　静　王　丽
　　　　李雪梅　杨润丽

西南大学出版社
SWUP 国家一级出版社 全国百佳图书出版单位

图书在版编目(CIP)数据

婴幼儿营养与科学喂养 / 赵妍, 甘文玲主编. -- 重庆 : 西南大学出版社, 2022.8
ISBN 978-7-5697-1432-6

Ⅰ. ①婴… Ⅱ. ①赵… ②甘… Ⅲ. ①婴幼儿—营养卫生②婴幼儿—哺育 Ⅳ. ①R153.2②R174

中国版本图书馆CIP数据核字(2022)第141233号

婴幼儿营养与科学喂养

YINGYOU'ER YINGYANG YU KEXUE WEIYANG

主　编　赵妍　甘文玲

责任编辑：鲁　艺
责任校对：钟小族
装帧设计：闰江文化
排　　版：吴秀琴
出版发行：西南大学出版社
　　　　　重庆·北碚　　邮编：400715
印　　刷：重庆紫石东南印务有限公司
幅面尺寸：185mm×260mm
印　　张：12.25
字　　数：240千字
版　　次：2022年8月　第1版
印　　次：2024年7月　第2次印刷
书　　号：ISBN 978-7-5697-1432-6
定　　价：49.00元

婴幼儿托育服务与管理专业规划教材

编委会

总序

0~3岁婴幼儿阶段是一个人生命中最快速发展的时期，亦是人生的重要奠基期。婴幼儿成长需要一个儿童友好社会，需要一个完整的社会教育架构，以保证每个家庭中的每一个孩子都能在其黄金三年得以健康成长。由此，架构一个完整的有利于婴幼儿健康成长的托育服务体系，并在高校培养相应的人才是中国教育体系刻不容缓的任务。

婴幼儿托育服务质量不仅关乎婴幼儿的健康成长，而且关乎人民群众的获得感、幸福感和安全感。近年来，国务院、教育部相继出台了一系列政策，对婴幼儿托育事业进行规划和布局。《中华人民共和国国民经济和社会发展第十四个五年规划和2035年远景目标纲要》中特别强调"发展普惠托育服务体系，健全支持婴幼儿照护服务和早期发展的政策体系"。2021年12月，国家发展改革委等部门联合印发了《"十四五"公共服务规划》，指出"着力构建多元化、多样化、覆盖城乡的婴幼儿照护服务体系，积极引导社会力量举办托育服务机构……依法逐步实行婴幼儿照护工作人员职业资格准入制度"。党的二十大报告中提出"群众在就业、教育、医疗、托育、养老、住房等方面面临不少难题……我们已经采取一系列措施加以解决，今后必须加大工作力度"。

构建规范普惠的婴幼儿托育服务体系对于改善我国人口结构、积极应对人口老龄化、保持我国人力资源禀赋优势等具有重要意义。尽早研究、大力发展婴幼儿托育服务体系，建立健全相关的政策制度设计，是事关国家发展与安全、关乎国计民生的重要任务，这离不开大量高素质专业人才的支撑。目前，我国托育服务从业人员队伍建设主要存在数量不足、人员素质参差不齐、托育服务人才培养和培训体系尚未形成等短板，应拓宽培养培训渠道，着力建设一支品德高尚、富有爱心、敬业奉献、素质优良的托育服务人才队伍。

本套教材依据《职业教育专业目录(2021年)》，按照《托育机构设置标准(试行)》《托育机构管理规范(试行)》《托育机构保育指导大纲(试行)》等重要文件精神进行编写，涵盖了婴幼儿托育服务与管理专业主要基础课程和专业核心课程，共包含23本教材。在编写过程中我们力求创新，努力打造自己的优势和特色。

第一，充分体现医教融合，指向岗位实际需求。本套教材的编写团队由师范院校、医学院校和企业团队构成，积极促成高校、医院与早教机构联合开发应用型课程，共同聚焦“医教融合”托育服务新模式下的岗位核心能力，着力体现人才培养的前瞻性和适应性。

第二，结合工作流程制订项目学习任务，符合高职“三教”改革趋势。立足职业教育的类型特点和经济社会发展对技术技能型人才的需求，探索活页式新形态教材开发的思路和方法，是职业教育“三教”改革的重要内容。本套教材积极探索以提高实践能力为引领的人才培养流程，对接职业岗位标准，将工作任务转化为项目，将专业知识与技能转化为岗位能力，以项目为纽带、工作任务为载体、工作过程为导向，构建教材内容。融合学校和企业人员，共同编写理实一体、书证融通的工作手册式、活页式新形态教材。

第三，体现岗位能力要求，让学习者提前了解真实工作应用场景。本套教材以学习者发展为根本，以学习产出为导向，关注实践性教学内容，重视解决工作实际问题。在内容设计上，以典型工作任务、案例为载体组织教学单元。立足真实工作情景，采用大量真实案例及拓展阅读素材，帮助学习者在了解基本理论的前提下，更好地面对、解决工作中遇到的实际问题。

第四，配备丰富教学资源，视频展示实操技能。本套教材在设计上注重实操性，通过操作视频、题库、案例集等数字资源，为学习者创设真实详细的任务情境，增强学习过程的综合性、趣味性、挑战性，使学习者在主动建构、合作共研的过程中获得新知、提升经验。此外，编写团队还重视教材的实用性和灵活性，打造“纸质教材+数字化教材”协同互补的新形态教材体系，以期提高教学实效。

本套教材的顺利付梓得益于所有参编人员的辛劳付出和西南大学出版社的积极协调与沟通。在此向参与此次编写活动的全体人员表达我们的敬意。同时，教材写作难免有疏漏或不足之处，我们将在教材使用中进一步总结反思，不断修订完善，恳请各位同行不吝赐教。

李姗泽

前言

随着人类社会的不断进步，人们认识到婴幼儿时期的良好发展对其一生都至关重要。0~3岁是生长发育非常重要的时期，对营养物质的需要高于成人。合理的营养是保证正常生长发育、身心健康的物质基础。科学的喂养方式可以培养健康的进食行为，能够促进婴幼儿长期健康发展。

我国政府高度重视0~3岁婴幼儿的健康成长，进行了一系列部署。2019年5月，印发了《国务院办公厅关于促进3岁以下婴幼儿照护服务发展的指导意见》。3岁以下婴幼儿照护服务是生命全周期服务管理的重要内容，事关婴幼儿健康成长，事关千家万户，事关国家的长远发展，其人才队伍建设是实现婴幼儿照护服务专业化的关键。

本教材以相关法律法规为依据，以培养高素质技能型人才为目标，结合高职人员的培养背景、培养基础以及该专业人员的培养体系要求进行编写。本书作为“婴幼儿托育服务与管理专业教材”中的一册，重点介绍了婴幼儿营养与喂养相关的知识、理念及实践技能，注重基础知识的科学性的同时，理论与实践紧密结合，能帮助从业人员快速掌握核心知识，提升实践能力。教材以项目、任务的形式编写，各项目分任务进行学习，在每一个任务完成后进行相关知识的总结并绘制思维导图，便于学生的理解和学习。

本教材适合作为婴幼儿托育服务与管理专业的核心教材，也可作为早期教育专业的选修课教材，以及保育员/师、育婴师等职业的培训教材，还可以作为家长学习用书，具有较强的实用性。

全书由主编赵妍、甘文玲和副主编樊欣共同拟定编写大纲。由赵妍(重庆市妇幼保健院)、樊欣(重庆市妇幼保健院)、王丽(重庆市妇幼保健院)、李雪梅(重庆市妇幼保健院)、文静(重庆市妇幼保健院)、杨润丽(重庆医科大学附属第一医院和重庆护理职业学院)等合作完成。全书共分为以下四个项目,分别为:项目一营养学基础(赵妍、李雪梅)、项目二婴幼儿消化系统的特点及营养吸收(樊欣)、项目三婴幼儿喂养(王丽、杨润丽、赵妍)、项目四婴幼儿营养状况评估(文静),最后由赵妍、文静统稿。在此对他们的辛勤劳动表示衷心感谢。编写过程中,参考并借鉴了许多国内专家、学者的观点和资料,在此一并表示感谢!感谢西南大学教育学部杨晓萍教授、李珊泽教授对本书的指导!

由于编者的水平和能力有限,书中存在不妥之处,恳请读者多加批评指正。

编　者

2022年2月

目录

项目一

营养学基础

案例导入

小关(两岁半的男孩)和小爱(八个月大的女孩)的妈妈很关心孩子的成长,将他们送到照护中心后一直与照护老师保持良好的联系和沟通,也会经常问小熊老师一些问题。她常常问老师她家宝宝长得如何?她家宝宝营养够不够?他们会不会缺什么?

学习目标

1. 掌握营养素的组成;
2. 熟悉膳食营养素参考摄入量的概念;
3. 熟悉必需氨基酸、蛋白质互补的概念及其应用;
4. 能运用营养学的基础知识解释生活中的膳食搭配常见问题;
5. 了解各类营养素的生理功能。

学习重点

1. 掌握宏量营养素的主要来源与推荐摄入量;
2. 掌握各年龄段婴幼儿能量摄入推荐量。

学习难点

1. 理解能量与营养素的基本知识,并为后期指导婴幼儿喂养打好理论基础;
2. 熟悉蛋白质的互补作用。

思维导图

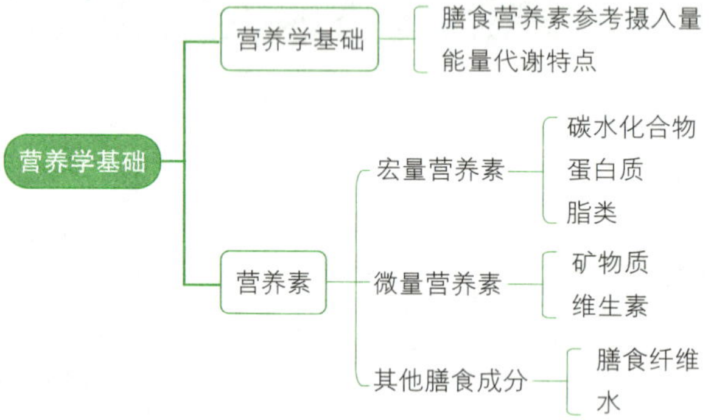

人类的生命活动需要不断地从外界环境摄取食物，从饮食中获取各种营养素以维持身体基本功能。胎儿期和出生后2年是个体生长发育的关键阶段，在这个阶段体格生长将经历第一个生长高峰，神经系统发育也处于优势地位，在此期间人体重要器官的生长发育依赖于充足而均衡的营养供给。可以说，营养对婴幼儿体格生长及心理行为发育均具有非常重要的作用。

任务一

营养学概述

任务描述

0~3岁是婴幼儿体格生长发育的高峰，神经系统发育处于优势地位，既是认知发育的关键时期，又是人类高级情感及社会交往能力萌芽及快速发展的重要阶段。在此期间人体重要器官的生长发育依赖于充足而均衡的营养供给。因此，婴幼儿时期的营养问题需要引起我们足够的重视。

由于受到遗传、生长速度、活动情况、气候、内分泌调节等的影响，不同婴幼儿对营养的需要有很大的差异，同一婴幼儿在不同时期也会有很大不同。因此，在处理婴幼儿的营养问题的过程中要根据婴幼儿对营养素的生理需要，合理安排，注意个体差异的现实存在。

本章节将介绍营养相关的一些基本概念和营养素的分类，为大家后期学习各年龄段婴幼儿的营养喂养的相关知识打下基础。

工作表单

工作表单1

小组讨论

营养对婴幼儿是非常重要的，可以表现在以下几个方面：

营养与体格生长	
营养与免疫功能	
营养与脑发育	
营养与代谢	

生长和发育的含义是什么？生长和发育需要哪些营养物质？

工作表单2

分析材料

营养是机体摄取、消化、吸收和利用食物中的营养物质以满足生理需要的生物学过程。营养素指食物中可为人体提供能量、构成机体成分和修复组织，以及调节生理功能的化学物质。尽管营养素对维护人体健康有着非常重要的作用，但营养素摄取也必须适量，摄入量过多也会对人体造成危害。

营养素需要量的定义是什么？不同水平的营养素需要量分别是什么？

工作表单3

阅读材料

人体需要的各类营养素，需要每天从饮食中获得，为了更好地帮助个体和人群安全地摄入各种营养素，避免可能产生的营养风险，营养学家根据营养素的需要量，提出适合各类人群的膳食营养素参考摄入量（Dietary Reference Intakes，DRIs）。

DRIs是应用于健康人的膳食营养标准，而不是用于急性或慢性疾病患者的营养治疗标准，也不是为以前患过营养缺乏疾病的人而设计的营养补充标准。

机体每天摄入食物和营养素的量都不尽相同，这里使用的“摄入量”是指在一段时间，譬如几周或几个月期间的平均摄入量，但这并不表示每天必须摄入的需要量。

作为常规，需要量是用一种摄入率单位表示，如mg/d或mg/(kg·d)。

如何评估营养物质的需要量？

工作表单4

阅读材料和案例

我们在各种食物标签上可以看到焦耳（Joule，J）或卡（calorie，cal）。这是能量的统一计量单位，焦耳与卡两者间的转换关系为：1cal=4.184J，1 J=0.239 cal。

在营养领域，通常以千卡（kilocalorie，kcal）作为能量摄入与消耗的通用单位。1kcal=1000cal。1kcal=4.184kJ，1 kJ=0.239kcal。不同的食物所含的热量是不同的。碳水化合物、脂肪和蛋白质所含的卡路里的相对数量是：1g碳水化合物在体内氧化可产生4kcal能量，1g脂肪在体内氧化可产生9kcal能量，1g蛋白质在体内氧化可产生4kcal能量。

小爱（八个月大的女孩），体重9kg，一日进食配方奶700ml，大米50g，猪瘦肉50g，一个鸡蛋（50g），蔬菜适量，水果少许。

提示：

	脂肪	蛋白质	碳水化合物
100ml配方奶	3g	2g	8g
100g大米	1g	7g	80g
100g猪瘦肉	6g	20g	2g
100g鸡蛋	9g	13g	3g

粗略计算小爱一日能量摄入总量

700ml配方奶能量为：

7×3×9+7×2×4+7×8×4=469（kcal）

50g大米能量为：

1/2×9+7/2×4+80/2×4=178.5（kcal）

50g猪瘦肉能量为：

6/2×9+20/2×4+2/2×4=71（kcal）

50g鸡蛋能量为：

9/2×9+13/2×4+3/2×4=72.5（kcal）

总摄入量：469+178.5+71+72.5=791（kcal）

小爱摄入的能量在体内发挥哪些作用？

学习支持

人体从饮食中获得各种营养素维持身体基本功能，合理的平衡的膳食，可以保证身体获得所需的各种营养素。但人体对营养的需求存在个体差异，与年龄、性别、生理及体力活动状况有关，也与营养素消化、吸收、利用和体内代谢状态有关。我们不可能对每一个特定的个体制订不同的营养需求量，但所有的个体对营养的需求量是有共同特征的，也就是说各种营养素的需求是有一定范围的。因此，需依据人体的营养需要制订人群营养标准，根据统计学原理，基于有一定代表性的群体（样本），制订不同年龄、不同性别及体力活动水平和生理状态人群的膳食营养素参考摄入量（Dietary Reference Intakes，DRIs）来作为评估人群营养素需要的参照标准。20世纪30年代我国营养学界开始关注国人营养素需要量，2000年编辑了第1版《中国居民膳食营养素参考摄入量》，2013年完成了第2版《中国居民膳食营养素参考摄入量》。

一、膳食营养素摄入量的表示方法

尽管营养素对维护机体健康有着非常重要的作用，但是摄入量过多也会对机体造成危害，因此，营养素摄入须适量。膳食营养素参考摄入量是不同年龄、性别、体力活动水平和生理状态的人群每日平均膳食营养素摄入量的参考标准，是为了保证人体合理摄入营养素而设定的每日平均膳食营养素摄入量的一组参考值。主要包括四个指标：平均需要量（Estimated Average Requirement，EAR）、推荐摄入量（Recommended Nutrient Intake，RNI）、适宜摄入量（Adequate Intake，AI）、可耐受最高摄入量（Tolerable Upper Intake Levels，UL），其目的是预防营养素缺乏和防止营养素摄入过多导致对机体的损害。2013年中国营养学会增加了与慢性非传染性疾病有关的三个参考摄入量：宏量营养素可接受范围（Acceptable Macronutrient Distribution Ranges，AMDR）、预防非传染性慢性病的建议摄入量（Proposed Intakes for Preventing Non-communicable Chronic Disease，PI-NCD）和特定建议值（Specific Proposed Levels，SPL）。

1.平均需要量（EAR）

EAR是指某一特定性别、年龄及生理状况群体中的所有个体对某种营养素需要量的平均值。按照EAR水平摄入营养素，根据某些指标判断可以满足这一群体中50%个体需要量的水平；但不能满足另外50%个体对该营养素的需要。EAR是制订RNI（推荐摄入量）的基础。就儿童而言，EAR通常能够维持正常生长发育并防止出现特定营养素缺乏。

2.推荐摄入量（RNI）

RNI是指可以满足某一特定性别、年龄及生理状况群体中绝大多数个体（97%~98%）需要值的某种营养素摄入水平。通常RNI=EAR+2SD（SD：标准差）。RNI可用于评价群体或个体摄入情况，但并不能就此得出个体对某营养素摄入充足、不足或过量的结论。

3.适宜摄入量（AI）

当某种营养素的个体需要量研究资料不足而不能计算出EAR，从而无法推算RNI时，可通过设定AI来提出这种营养素的摄入量。例如纯母乳喂养的足月产健康婴儿，从出生到6个月，他们的营养素全部来自母乳，故摄入的母乳中的营养素数量就是婴儿所需各种营养素的AI。

4.可耐受最高摄入量(UL)

UL是营养素或食物成分的每日摄入量的安全上限,是一个健康人群中几乎所有个体都不会产生毒副作用的最高摄入水平。对一般群体来说,摄入量达到UL水平几乎对所有个体均不致损害健康,但并不表示达到此摄入水平对健康是有益的。UL并不是一个建议的摄入水平,有些营养素还没有足够的资料来制订UL,并不意味着过多摄入这些营养素没有潜在的危险。

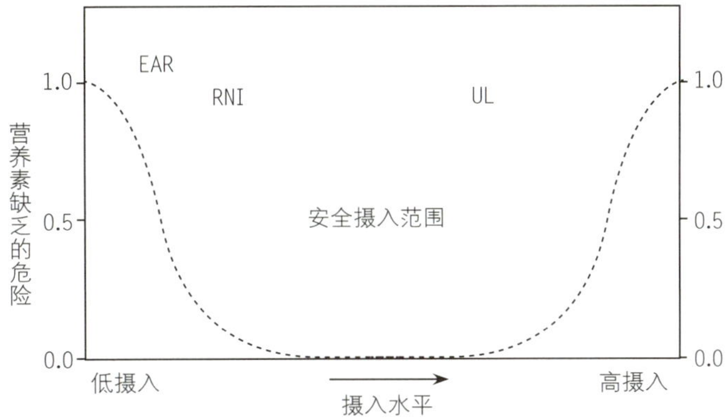

图1-1　营养素安全摄入范围示意图[①]

二、能量代谢特点

人体为了维持生命、参与各类活动以及保证正常的生长发育,如呼吸、循环、维护跨细胞膜的电化学梯度、保持体温、体格生长及生理活动等都需要能量。为人类提供能量的食物为碳水化合物、蛋白质、脂肪。

能量平衡通俗地说就是能量被转化。能量平衡包括能量消耗,粪便、尿液及气体等能量排泄和有机化合物的储存(如蛋白质和脂肪的合成)。能量平衡可以用以下公式表达:能量摄入-能量排泄-能量消耗=能量储存

群体的能量推荐摄入量等同于该群体的平均能量需要量(Estimated Energy。Requirement,EER)。EER为维持身体正常生理功能所需要的膳食能量摄入。EER支持个体或群体的健康状态,有良好体型、身体构成以及理想活动水平和社会活动。EER与性别、年龄、体重、身高和活动水平等因素有关。能量推荐数据中不需要增加安全量,也无UL值。下表为《中国居民膳食营养素参考摄入量》(2013版)婴幼儿各年龄段能量需要的EER值。

① 中国营养学会.中国居民膳食营养素参考摄入量(2013版)[M].北京:人民卫生出版社,2014:8.

表1-1 婴幼儿能量需要量(EER)[ab①]

年龄	每日能量kcal(MJ)	
	男	女
出生~6个月	90kacl·kg^{-1}·d^{-1}(0.38MJ.kg^{-1}·d^{-1})	90kacl·kg^{-1}·d^{-1}(0.38MJ.kg^{-1}·d^{-1})
7个月~12个月	80kacl·kg^{-1}·d^{-1}(0.33MJ.kg^{-1}·d^{-1})	80kacl·kg^{-1}·d^{-1}(0.33MJ.kg^{-1}·d^{-1})
1岁~	900kacl·d^{-1}(3.77)MJ·d^{-1}	800kacl·d^{-1}(3.35)MJ·d^{-1}
2岁~ <3岁	1100kacl·d^{-1}(4.60)MJ·d^{-1}	1000kacl·d^{-1}(4.18)MJ·d^{-1}

成人的能量摄入主要用于4部分:维持基础代谢、活动消耗、排泄过程的能量损失及食物热力作用;而儿童还需要较多的能量用于支持生长发育,其总的能量消耗包括5部分:基础代谢、生长所需、活动消耗、食物热力作用和排泄过程的能量消耗。同时需要注意,儿童能量的需求又与其年龄和生理状态有关。例如处于肺炎、腹泻疾病期的儿童耗能会增加。

表1-2 儿童能量消耗

基础代谢	在恒温(一般为26℃)条件下,餐后10~12小时,清醒、安静状态下测量维持机体基本生命活动所需的能量消耗
生长所需	组织生长合成消耗能量,这部分能量所需是儿童所特有的。与儿童生长的速度成正比,即随年龄增长而逐步减少
活动消耗	除基础代谢外,活动是人体能量消耗的主要构成部分。活动量及强度越大,消耗能量也越多。用于活动的能量波动较大,是儿童能量平衡中最易发生变化的一部分,与儿童的身体大小、活动强度、持续时间、活动类型等均有密切关系
食物热力作用	进食后机体用于消化食物、吸收、运送、储存以及代谢所利用的营养素及其代谢产物之间所消耗的能量即食物代谢过程中所消耗的能量
排泄过程的能量消耗	每天摄入的食物不能完全消化吸收的产能营养素及其代谢产物,随大小便排出体外。这部分丢失的能量一般不超过总摄入量的10%,但腹泻时此项能量丢失增加

以上五部分能量的总和就是儿童能量的需要量。一般认为基础代谢占50%,排泄耗能占10%,生长和运动所需能量占32%~35%,食物的热力作用(食物热效应)占5%~8%。

① 中国营养学会.中国居民膳食营养素参考摄入量(2013版)[M].北京:人民卫生出版社,2014:94.

阶段小结

- 基本概念
  - 膳食营养素参考摄入量
    - 平均需要量(EAR)
    - 推荐摄入量(RNI)
    - 适宜摄入量(AI)
    - 可耐受最高摄入量(UL)
  - 能量代谢
    - 基础代谢
    - 生长所需(儿童特有)
    - 活动消耗
    - 食物热力作用
    - 排泄过程的能量消耗

真题演练

既然有DRIs,是否每天的营养素摄入都必须达到相应的量,为什么?

反思评价

1.如何理解平均需要量(EAR)与推荐摄入量(RNI)间的差异?

2.儿童与成人在能量需求上有何差异?

3.请你对本次任务进行评价:

课堂活动参与度☆ ☆ ☆ ☆ ☆

小组活动贡献度☆ ☆ ☆ ☆ ☆

学习内容接受度☆ ☆ ☆ ☆ ☆

任务二

宏量营养素

任务描述

人类在生命活动过程中不断地从外界环境中摄取食物，这些食物各不相同，提供的营养素种类、数量也各不相同，对人类的生命活动起的作用也各不相同。按人类每日对营养素的需要量的多少可将营养素分为：宏量营养素（碳水化合物、脂类、蛋白质）、微量营养素（矿物质，包括常量元素和微量元素；维生素）、其他膳食成分（膳食纤维、水）。其中，碳水化合物、蛋白质、脂类这三种宏量营养素可在体内经过氧化分解反应，释放热量，为人体生命活动供能。

工作表单

工作表单1

小组讨论

食物根据其性质、来源及其营养特点，可以分为以下五大类：

第一类：谷薯类，包括谷类（包含全谷物）、薯类和杂豆类（由于在食用习惯上杂豆类经常保持整粒状态，与全谷物概念相符，且常作为主食的材料，因此也放入此类）；

第二类：动物性食物，包括畜、禽、鱼、蛋、奶类；

第三类：蔬菜和水果类；

第四类：大豆类和坚果类；

第五类：纯能量食物，如烹调油等。

小组讨论，宏量营养素来自哪几大类食物？

碳水化合物	
蛋白质	
脂类	

工作表单2

小组讨论

做为婴儿最理想的食物——母乳，纯母乳喂养能够满足6个月内的婴儿生长和发育所需要的全部液体、能量和营养素。

母乳的成分包括哪些？

工作表单3

分析材料

小关：妈妈，你给我吃的馒头是甜的，很好吃！我喜欢！

妈妈：你喜欢就好。

妈妈心想：这馒头是我自己做的，没有加糖呀！

请同学们帮小关妈妈想一下，为什么没加糖的馒头会很甜？

工作表单4

讨论案例

小关、小爱妈妈给两个宝贝准备的早餐十分注意蛋白质的补充，早饭会为两个宝贝准备240ml的配方奶，还会为他们每人准备一碗好吃的鸡蛋羹。

请同学们讨论这样安排合理吗？

学习支持

根据中国营养学会的营养素分类方法，营养素包括宏量营养素（碳水化合物、脂类、蛋白质）、微量营养素（矿物质，包括常量元素和微量元素；维生素）、其他膳食成分（膳食纤维、水）。首先给大家介绍宏量营养素。

一、碳水化合物

1.碳水化合物的组成与分类

碳水化合物，由碳、氢、氧3种元素组成，也叫糖类，是自然界最丰富的能量物质，也是人类膳食能量的主要来源。碳水化合物与蛋白质、脂肪同为生物界三大基础物质，为生物生长、运动、繁殖提供主要能源，是人类生存发展必不可少的重要物质之一。根据化学结构不同，分为单糖、双糖和多糖。

单糖：在自然界里分布最广的是6个碳原子的单糖如葡萄糖（己糖）、半乳糖（己醛糖）、果糖（己酮糖）。葡萄糖是人体大脑唯一的热量来源。

双糖：蔗糖（1分子的葡萄糖+1分子的果糖组成），白糖、红糖和砂糖都是蔗糖；麦芽糖（2分子葡萄糖组成）；乳糖（1分子葡萄糖+1分子半乳糖组成）。乳糖是动物食物中唯一的碳水化合物，它是所有常见糖类中甜度最低的糖。酸奶中部分乳糖被分解为半乳糖。

低聚糖：由3~10个单糖组合成的糖，对体内益生菌的生长繁殖和定植有益。

多糖：是由数百或数千个葡萄糖分子组成。谷类、豆类、果类和薯类中含有丰富的淀粉，这就是多糖。淀粉是食物中唯一可消化的多糖，淀粉消化后就转变为葡萄糖。大部分葡萄糖用来产生热量，超过机体需要时就转变为脂肪储存在体内；还有一部分可转变为糖原，储存在肝脏及肌肉组织中。纤维素是一种不被人体消化的多糖，不能为人体提供能量但也是人体必需的物质。

2.碳水化合物的生理功能

（1）供给能量：碳水化合物是三大产能物质之一，神经系统主要依赖葡萄糖来供给能量，如果血液中葡萄糖浓度过低，就会出现精神不振、注意力不集中等表现，严重时还会出现昏迷、休克。

（2）构成机体重要组织：所有的神经组织中都含有碳水化合物，它也是细胞中遗传物质的重要成分，如核糖核酸（RNA）中的核糖、脱氧核糖核酸（DNA）中的脱氧核糖。

（3）抗生酮作用：如果食物中碳水化合物不足，机体就要动用储存的脂肪来提供能量，但机体对脂肪酸的氧化能力有限，动用脂肪过多，其分解代谢的中间产物不能完全氧化，即产生酮体。酮体是一种酸性物质，如在体内积存太多可引起酮血症，膳食中的碳水化合物可保证这种情况不会发生，即抗生酮作用。

（4）保肝解毒作用：肝脏对化学毒物和各种致病微生物感染引起的毒血症具有较强的解毒作用。足量的碳水化合物摄入，部分碳水化合物可转变为糖原，储存在肝脏，维持肝糖原的水平，在一定程度上保证肝脏发挥正常的解毒功能。

（5）节约蛋白质：碳水化合物作为营养素的首要功能是满足人体的能量需求，当其供给不足时，机体就会动员脂肪和消耗体内蛋白质来加以弥补。而摄入足量有效碳水化合物时，人体首先使用碳水化合物作为能量来源，可节约蛋白质用于组织构成并防止机体组织蛋白质过多分解，这种作用称为碳水化合物的蛋白质节约作用。

3.碳水化合物主要来源及推荐摄入量

膳食中碳水化合物的主要来源是粮谷类和薯类食物，然后依次是根茎作物、水果、蔬菜、豆类、乳制品及糖类。婴儿尤其是6月龄内婴儿的碳水化合物主要是乳糖，其次为蔗糖和淀粉。膳食中碳水化合物比例过少，可能造成膳食蛋白质浪费、组织蛋白质和脂肪分解增强以及阳离子的丢失等；比例过高，则引起蛋白质和脂肪的摄入减少，造成不良后果。研究证明，膳食碳水化合物所占总能量比值>80%或<40%都不利于健康。

母乳是婴儿的最佳食物来源，能够满足6月龄以内婴儿全部能量和营养需要。0~6月龄婴儿的碳水化合物主要是乳糖、蔗糖、淀粉。碳水化合物的AI为60克/天。7~12月龄婴儿碳水化合物需要量以母乳为基础，加其他食物碳水化合物量，碳水化合物的AI为85克/天。1~3岁幼儿碳水化合物EAR为120克/天，能量占比50%~65%是可接受的范围。

> 小贴士：小肠是碳水化合物分解和吸收的主要场所，食物中碳水化合物最终以单糖的形式被机体吸收进入血液。

阶段小结

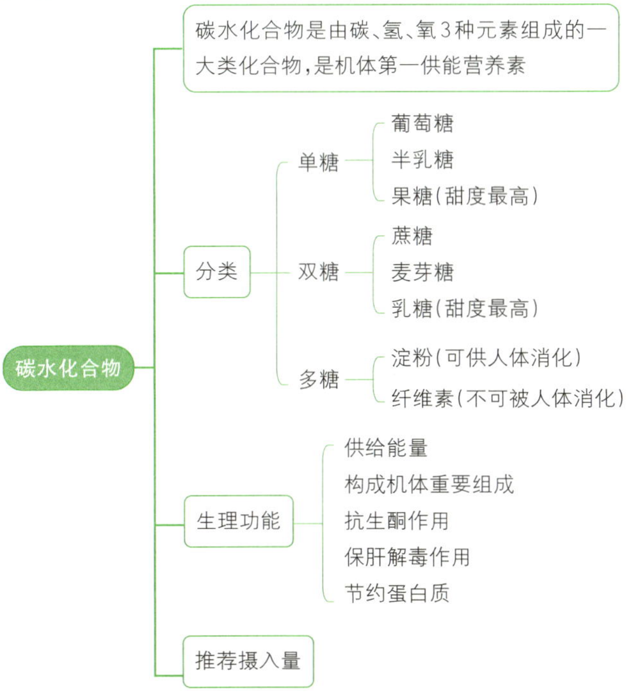

二、蛋白质

蛋白质是生命的物质基础，是营养素中的第一要素。没有蛋白质就没有生命，它是任何其他营养物质所不能替代的。人体所需蛋白质可来源于多种食物，按食物来源可分为植物蛋白和动物蛋白；按蛋白质中各种必需氨基酸的构成比例（称为氨基酸模式）与人体蛋白质的氨基酸模式接近度，可将蛋白质分为优质蛋白（如动物蛋白、大豆蛋白）和植物蛋白。蛋白质是由许多氨基酸以肽键连接在一起而构成。

1.蛋白质的构成

氨基酸是组成蛋白质的基本单位，由于氨基酸的种类、数量、排列次序和空间结构的千差万别，就构成了无数种功能各异的蛋白质。虽然自然界中氨基酸有300多种，但组成人体蛋白质的氨基酸只有20多种。这20多种氨基酸按是否能在体能合成分为非必需氨基酸（可在体内合成）与必需氨基酸（不可在体内合成或合成不足）。必需氨基酸的含量和种类与蛋白质的营养价值密切相关，它们在人体内无法合成或合成速度不够快，不能满足机体需要，必须由食物供给。成人与儿童所需的必需氨基酸的种类是不同的，成人有9种必需氨基酸，儿童在9种的基础上还有儿童期的条件必需氨基酸（4种），而早产儿由于酶活性较低，胱氨酸可能也是必需氨基酸。具体见下表1–3。

表1–3　各类人所需必需氨基酸

人群	必需氨基酸
成人	赖氨酸、色氨酸、蛋氨酸、苯丙氨酸、亮氨酸、异亮氨酸、苏氨酸、缬氨酸、组氨酸
儿童	以上9种必需氨基酸+条件必需氨基酸4种（半胱氨酸、酪氨酸、精氨酸、牛磺酸）
早产儿	以上9种必需氨基酸+条件必需氨基酸4种+胱氨酸

2.蛋白质的生理功能

（1）构成和修补人体组织：如肌肉、心、骨骼、牙齿、指、趾甲等。人体的蛋白质约占机体的1/5。除脂肪和骨骼外，其他组织蛋白质含量比糖类和脂类都多，是构成各种组织的主要有机成分。

（2）构成酶和激素的成分：酶参与人体各种各样的生命活动，如消化酶与消化功能有关；激素与调节人体生理功能有关，如生长激素与婴幼儿生长发育有关，甲状腺激素与婴幼儿的大脑发育有关。

（3）构成抗体：如免疫球蛋白A（IgA）。

（4）调节渗透压：蛋白质缺乏时会发生营养不良性水肿。

（5）供给能量：蛋白质与脂肪、碳水化合物都是产能物质。

3. 蛋白质的互补作用

当食物蛋白质中一种或几种必需氨基酸含量相对较低，导致其他必需氨基酸在体内不能被充分利用而使蛋白质营养价值降低，这些含量相对较低的氨基酸称为限制性氨基酸，如赖氨酸为谷类蛋白的限制性氨基酸。多种食物蛋白质混合食用，其所含的必需氨基酸能取长补短、相互补充，从而可提高蛋白质的利用率，这种现象称为蛋白质互补作用。例如小麦、米、玉米等蛋白缺乏赖氨酸，而豆类或肉类则富含赖氨酸，故两类食物搭配即可补充蛋白质赖氨酸的不足，两者就起到了蛋白质的互补作用。食物加工，如豆制品的制作可使蛋白质与纤维素分开，亦可提高蛋白质的利用率。

表1-4 食物蛋白质中的限制性氨基酸①

食物	限制氨基酸
牛奶或乳清蛋白	蛋氨酸（或半胱氨酸）
鸡蛋	无
牛肉	苯丙氨酸（或酪氨酸）
豆类	蛋氨酸（或半胱氨酸）
黄玉米	赖氨酸、色氨酸
菜豆	色氨酸
大米	赖氨酸
小麦	赖氨酸

知识链接

为了达到更好的蛋白质互补作用，应遵循以下3个原则。

(1)食物的生物学种属愈远愈好：如动物性食物+植物性食物就大于单纯性植物性食物的生物价值。

(2)搭配的种类愈多愈好：如米饭+豆制品+荤菜，蛋白质的生物价值明显增加，互补作用最大。因为大豆中含有较高的赖氨酸，肉类、蛋类中含有较高的赖氨酸和甲硫氨酸，与含较少赖氨酸的米饭和面条一起食用时，就可提高人体对蛋白质的利用率。

(3)食用时间愈近愈好，同时食用最好：因为单个氨基酸在血液中的停留时间约4小时，然后到达组织器官，再合成组织器官的蛋白质的氨基酸必须同时到达才能发挥互补作用。

① 黎海芪.实用儿童保健学（第1版）[M].北京：人民卫生出版社，2016:374.

4.蛋白质的主要来源及推荐摄入量

人体所需的蛋白质按来源分为动物蛋白和植物蛋白。人体对蛋白质的需要量与其年龄、性别、活动量及所处的环境等相关。婴幼儿生长旺盛,保证蛋白质的供给量与质量非常重要,因此食物中应有50%以上的优质蛋白质。蛋白质长期摄入不足会减少组织增长和修复,导致生长发育迟滞、组织功能异常,甚至威胁生命;而蛋白质摄入过多则可能增加肾溶质负荷。

表1-5　中国婴幼儿膳食蛋白质参考摄入量(DRIs)①

年龄(岁)	EAR(g/d)		RNI(g/d)	
	男	女	男	女
0~	—[a]	—	9(AI)	9(AI)
0.5~	15	15	20	20
1~	20	20	25	25
2~	20	20	25	25
3~	25	25	30	30

a:未制定参考值用"—"表示

阶段小结

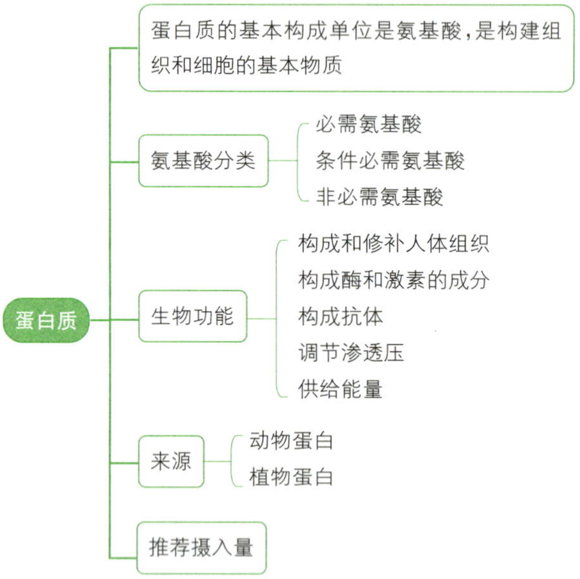

三、脂类

1.脂类的构成

脂类是脂肪和类脂的总称,是膳食的必需组成部分,是人体必需的宏量营

① 中国营养学会.中国居民膳食营养素参考摄入量(2013版)[M].北京:人民卫生出版社,2014:111-112.

养素之一，是热能的主要来源。脂肪由甘油与脂肪酸组成三酰甘油，类脂包括磷脂、糖脂和固醇类(胆固醇、麦角因醇、皮质甾醇、胆酸、维生素D、雄激素、雌激素、孕激素)等。脂肪约占脂类的95%，大部分分布于皮下、大网膜、肠系膜等脂肪中，是构成人体细胞的重要成分，也是必需脂肪酸的来源和脂溶性维生素(A、D、E、K)的载体。

脂肪酸是组成脂肪的重要成分，是由不同数量碳原子组成直链脂肪酸，是构成甘油三酯和磷脂的重要成分，分子式为$CH_3(CH_2)_nCOOH$。可以根据脂肪酸碳链上碳原子数、有无双键、双键数以及双键位置进行分类。见下表。

表1-6　脂肪酸的分类[1]

分类			
碳链上碳原子数	<6：短链脂肪酸(SCFA)	6-12：中链脂肪酸(MCFA)	>12：长链脂肪酸(LCFA)
碳链双键-饱和度	无双键-饱和脂肪酸(SFA)	有双键-不饱和脂肪酸(UFA)	—
UFA碳链双键数	—	1个：单不饱和脂肪酸(MUFA) ≥2个：多不饱和脂肪酸(PUFA)	—
UFA第1个双键位置	—	n-3不饱和脂肪酸 n-6不饱和脂肪酸	—

脂肪酸中人体自身不能合成，必须从食物中摄取的脂肪酸称为必需脂肪酸。目前已经肯定的必需脂肪酸是亚油酸和亚麻酸。必需脂肪酸是细胞内重要结构线粒体和细胞膜的极为重要的组成成分；是合成磷脂和前列腺素的必需原料；与胆固醇结合成酯，从而促进胆固醇代谢，防止胆固醇在肝脏和血管壁上沉积，故对预防心血管疾病有利；可防止放射线与辐射引起的皮肤损害，对皮肤有保护作用。

植物性食物包括的植物油中的多不饱和脂肪酸主要是ω-6系列亚油酸及ω-3系列的亚麻酸。鱼及海鲜中主要的多不饱和脂肪酸是二十碳五烯酸(EPA)和二十二碳六烯酸(DHA)。在体内，亚麻酸可以转化为EPA和DHA。胎儿在出生后可从母乳或添加了DHA的配方奶中获得必需脂肪酸。当婴幼儿6~7个月学会吃高质量菜粥或烂面条后，可以从添加的植物油中获得必需脂肪酸。

① 黎海芪.实用儿童保健学(第1版)[M].北京:人民卫生出版社,2016:376.

知识链接

反式脂肪酸

反式非共轭双键结构的不饱和脂肪酸总称为反式脂肪酸。氢化植物油是反式脂肪酸最主要的食物来源；反刍动物的脂肪组织及乳汁也含有少量反式脂肪酸；日常的烹调尤其是油炸、煎烤过程中，植物油中的顺式脂肪酸高温受热后也可以部分转变为反式脂肪酸。反式脂肪酸摄入量多时可升高低密度脂蛋白，降低高密度脂蛋白，增加患动脉粥样硬化和冠心病的危险性。反式脂肪酸可干扰必需脂肪酸代谢，可能影响儿童的生长发育及神经系统健康。《中国居民膳食营养素参考摄入量(2013版)》提出“我国2岁以上儿童和成人膳食中来源于食品工业加工产生的反式脂肪酸的最高限量为膳食总能量的1%”，大致相当于2g。

2.脂类的生理功能

(1)供给人体热量：脂肪产生热高，由脂肪产生的热量约为等量的蛋白质或碳水化合物的22倍，每克脂肪产热为37.674千焦(9千卡)，而每克蛋白质或碳水化合物产生为16.7444千焦(4千卡)，能为胃容量相对较小的儿童提供足够的能量，是身体内热量的重要来源。

(2)构成身体组织和生物活性物质：在体内脂肪与其他重要物质构成的类脂，是身体细胞如细胞膜、神经髓鞘的重要成分之一；如脂蛋白是细胞膜的重要成分，脑磷脂参与神经冲动的传导。胆固醇是所有体细胞的构成成分，是生理活性物质和一些激素的前体物质(胆固醇在体内可以转变成肾上腺皮质激素、性激素、胆汁酸盐和维生素D等)。

(3)促进脂溶性维生素吸收：脂溶性维生素不溶于水而只溶于脂肪，包括维生素A、维生素D、维生素E、维生素K，脂肪有助于它们的吸收。

(4)维持体温，保护脏器：因为脂肪的导热性差，所以皮下脂肪组织起到了对身体隔热保温的作用。皮下脂肪组织还起到固定、支撑作用，防止内脏受到外力的伤害。

(5)脂肪还可提高膳食感官性状，增加食欲和饱腹感。

3.膳食脂类主要来源及推荐摄入量

脂肪的食物来源主要是植物油、油料作物种子及动物的脂肪组织等。脂肪大致可分为动物性脂肪和植物性脂肪两大类。

(1)动物性脂肪

乳类、蛋类、肉类、鱼类、动物油、肝类、奶油、鱼肝油等都是动物性脂肪。其中，动物的脑、肝、肾等和蛋类含丰富的胆固醇。动物油含饱和脂肪酸多，含必需脂肪酸比一般的植物油要低。

(2)植物性脂肪

植物性脂肪即植物油,如豆油、花生油、玉米油、菜籽油、橄榄油等。植物油含胆固醇较少,消化吸收率较高,含不饱和脂肪酸、必需脂肪酸较多,是人类必需脂肪酸的最好来源。在常用油脂中,豆油、花生油、菜籽油、芝麻油、葵花油含不饱和脂肪酸比例较高,其中豆油和葵花籽油富含必需脂肪酸。在常见坚果中,如核桃、松子含不饱和脂肪酸比例较高。婴幼儿膳食中应选择不同的植物油,如大豆油、花生油、玉米油等轮换着吃。

脂肪所提供的能量占每日总能量摄入量的百分比用% E表示。6月龄婴儿膳食脂肪的 AI 为48%E。7~12月龄婴儿膳食仍以乳类为主,含脂肪较高,其他食物脂肪含量不多,脂肪的供能比纯乳低,AI 推荐为40%E。1~3岁幼儿食物以脂肪含量较高的乳类向成人混合膳食转变,膳食脂肪 AI 为35%E。由于6月龄内婴儿合成 DHA 有限,故 DHA 是6月龄内婴儿的条件必需脂肪酸。0~36月龄婴幼儿 DHA 的 AI 为100毫克。

表1-7 婴幼儿的总脂肪宏量营养素供能百分比及脂肪酸参考摄入量(DRIs)①

年龄	总脂肪(%E[a])	亚油酸(%E)	α-亚麻酸(%E)	DHA(mg/d)
0~6月龄	48(AI)	7.3(150mg[b])	0.87(AI)	100
7~12月龄	40(AI)	6.0(AI)	0.66(AI)	100
1~3岁	35(AI)	4.0(AI)	0.60(AI)	100

阶段小结

- 脂类
  - 宏量营养素,机体第二供能营养素
  - 分类
    - 脂肪
      - 甘油
      - 脂肪酸
        - 饱和脂肪酸
        - 不饱和脂肪酸
          - 单不饱和脂肪酸
          - 多不饱和脂肪酸(包括DHA、EPA)
    - 类脂
      - 磷脂
      - 糖脂
      - 固醇类
  - 功能
    - 供给人体热量
    - 构成身体组织
    - 构成生物活性物质
    - 促进脂溶性维生素吸收
    - 维持体温,保护脏器
  - 来源
    - 动物性脂肪
    - 植物性脂肪
  - 推荐摄入量

① 中国营养学会.中国居民膳食营养素参考摄入量(2013版)[M].北京:人民卫生出版社,2014:136.

真题演练

1.碳水化合物的生理作用是什么?

2、因为动物蛋白是优质蛋白,当孩子挑食时只想吃肉,可以只吃肉不吃饭吗? 为什么?

反思评价

1.为什么建议大米、豆制品、蛋类或肉类混合食用?

2.如何做到婴幼儿的食物多样?

3.请你对本次任务进行评价:

课堂活动参与度☆ ☆ ☆ ☆ ☆

小组活动贡献度☆ ☆ ☆ ☆ ☆

学习内容接受度☆ ☆ ☆ ☆ ☆

任务三
微量营养素

任务描述

人类在生命活动过程中，除了需要为机体不断供能的宏量营养素，还需要微量营养素，它们因为人体需要量少，在膳食中所占比例也较少而得名。主要包括矿物质和维生素。

工作表单

工作表单1

小组讨论

我们知道食物可以分为五大类：谷薯类、蔬菜和水果类、动物性食物、大豆类和坚果、纯能量食物。小组讨论维生素分类及其主要膳食来源，并填写下表。

维生素的分类	
膳食来源	

工作表单2

小组讨论

矿物质是地壳中自然存在的化合物或天然元素，是人体内无机物的总称。虽然矿物质在人体内的总量不及体重的5%，也不能提供能量，可是它们在体内不能自行合成，必须由外界环境供给，并且在人体组织的生理作用中发挥重要的功能。

小组讨论矿物质的生理功能。

工作表单3

阅读材料

矿物质是构成机体组织的重要原料，如钙、磷、镁是构成骨骼、牙齿的主要原料。

矿物质的主要特点：

1. 体内不能合成，必须从食物和饮用水中摄取；

2. 矿物质在体内组织器官中的分布不均匀；

3. 矿物质元素相互之间存在协同或拮抗效应；

4. 部分矿物质需要量很少，生理需要量与中毒剂量的范围较窄，摄入过量易引起中毒。

同学们，请举例说明矿物质摄入过量的危害。

工作表单4

阅读材料

维生素是人和动物为维持正常的生理功能而必须从食物中获得的一类微量有机物质，在机体生长、代谢、发育过程中发挥着重要的作用。维生素在体内既不参与构成人体细胞，也不为人体供能量。维生素种类各不相同，但它们却有着以下共同点：

1. 维生素均以维生素原的形式存在于食物中；

2. 维生素不是构成机体组织和细胞的组成成分，它也不会产生能量，它的作用主要是参与机体代谢的调节；

3. 大多数的维生素，机体不能合成或合成量不足，不能满足机体的需要，必须通过食物获得；

4. 人体对维生素的需要量很小，日需要量常以毫克或微克计算，但一旦缺乏就会引发相应的维生素缺乏症，对身体健康造成损害。

请同学们讨论，维生素A缺乏对机体健康造成的损害有哪些。

学习支持

人体内除了碳、氢、氧、氮以外的元素被统称为矿物质，是构成人体组织及维持正常生理活动所必需。矿物质不能在体内生成，必须由食物供给，在新陈代谢的过程中也不会消失，必须通过各种途径(皮肤、黏膜、粪、尿等)排出体外。矿物质按其在体内含量的多少分为：常量元素和微量元素。常量元素与微量元素在体内都有适宜的浓度范围，在一定范围内有益于人体的正常生理活动和保持健康，摄入量缺乏或过多都会导致疾病的发生。

一、矿物质的分类

1. 常量元素：是指人体内含量大于体重0.01%的矿物质，包括钙、磷、镁、钠、氯、钾、硫等。如骨骼、牙齿等硬组织大部分由钙、磷、镁组成，而软组织含钾较多。常量元素在细胞外液中与蛋白质共同调节细胞膜的通透性、控制水分流动、维持正常渗透压和水电解质平衡；调节神经肌肉兴奋性；参与酶的构成或激活酶的活性；参与血液凝固过程，如钙离子。

2. 微量元素：体内含量极少，是人体内的生理活性物质，有机结构中的必需成分，且需通过食物摄入。当从饮食中摄入的量减少到某一低限值时，将导致某一种或某些重要生理功能的损伤。必需微量元素包括碘、锌、硒、铜、钼、铬、钴、铁，其中铁、碘、锌为容易缺乏的微量营养素；可能必需元素包括锰、硅、硼、矾、镍；有潜在毒性，但在低剂量时可能具有人体必需功能的微量元素包括氟、铅、镉、汞、砷、铝、锂、锡。必需微量元素在生命过程中有重要作用，是酶、维生素必需的活性因子；构成或参与激素的作用，如甲状腺素含有碘，胰岛素含有锌，铬是葡萄糖耐量因子的重要组成部分；参与基因的调控和核酸代谢；与常量元素和宏量营养素共同作用。必需微量元素对人体的作用非常复杂，其生理功能除与元素本身的性质有关外，还与摄入方式以及体内含量有关。研究表明，人体必需的微量元素只有在一定的浓度范围内才能发挥有益的作用，浓度过高或不足都会给人体造成危害。不同微量元素在体内分布不同，代谢、调节途径不同，检测方法复杂，不宜由简单检测血清水平反映体内微量元素状况。

表1-8 矿物质分类表

分类	定义	种类
常量元素	是指人体内含量大于体重0.01%的矿物质	钙、磷、镁、钠、氯、钾、硫等
微量元素	是指人体内含量小于体重0.01%的矿物质	铁、碘、锌、硒、铜、钼、铬、钴 氟、砷、铷、锡、锰、硅、硼、钒、镍、锶

二、各种矿物质的作用及来源

（一）常量元素

钙

人体中的钙99%存在于骨骼和牙齿中，另外1%的钙大多数呈离子状态存在于软组织、细胞外液和血浆中，与骨钙保持着动态平衡，以维持体内细胞正常生理功能。

钙的生理作用：

（1）钙能刺激血小板，促使伤口上的血液凝结；

（2）钙与镁、钾、钠等离子保持一定比例，使神经、肌肉保持正常的反应；

（3）钙可以调节心脏搏动，保持心脏连续交替地收缩和舒张；

（4）钙能维持肌肉的收缩和神经冲动的传递；

（5）在机体中，有多种酶需要钙的激活，才能显示其活性；

（6）构成骨骼和牙齿的主要成分。

新生儿出生时体内含钙总量约为28克，以后随着生长发育，体内的总钙量也不断增加。身高每增加1厘米，体内平均含钙量要增加20克。人体内的钙并不是一成不变的，而是在不断更新中，即新的钙质不断加入骨骼中，原有的钙质也不断溶解进入血液。婴幼儿期骨骼中钙每1~2年要全部更新一次。以后随年龄增长，这种更新才逐渐变慢，大约每年更新骨骼中总钙量的2%~4%。因此，从出生后就需要不断补充钙，才可以促进骨骼和牙齿的生长发育。

钙以人乳为基础计算推荐0~6月龄婴儿钙的AI为200毫克/天，UL为1000毫克/天；7~12月龄婴儿钙的AI是以小婴儿膳食参考摄入量为基础，推算为250毫克/天；1~3岁为600毫克/天。

钙的食物来源以乳和乳制品为主，乳中钙的含量高，而且人体容易吸收利用。此外，豆类特别是大豆及其制品也是钙的优质来源。芝麻酱、虾皮中钙含量也很高。

知识链接

钙的吸收

促进钙吸收的因素：

1. 维生素D可以促进小肠对钙的吸收，并促进钙在骨骼的沉积。

2. 乳糖对钙的吸收也有促进作用。

3. 食物中蛋白质供应充足有利于钙的吸收，这可能是由于蛋白质消化产生的氨基酸可以与钙结合，形成可溶性的钙盐，因而促进钙的吸收。

4. 饮食中适量的脂肪对钙的吸收也是有利的。

5. 机体对钙的需要量增多时，食物钙的吸收率会提高。例如成人仅能吸收膳食中钙的20%，而婴儿和孕妇对膳食中钙的吸收率可高达50%左右。

抑制钙吸收的因素：

1. 当膳食钙的摄入量大于需要量时，机体会根据钙的需要量进行调节，减少吸收，增加排泄，从而使机体处于钙平衡状态。

2. 食物中含草酸或植酸过多时，不仅食品本身所含钙不易被吸收，而且还会影响其他食物中钙的吸收，如菠菜、竹笋、苋菜、蕹菜、毛豆、茭白、洋葱、草头等。因此在烹调这些蔬菜之前，可先将这些菜在沸水中焯一下，以去除其中的草酸和植酸。

3. 脂肪进食过多时，消化后产生的游离脂肪酸在肠道来不及吸收，也容易与钙结合而随粪便排出，使钙的吸收减少。

4. 膳食蛋白质摄入过多时，会增加尿中钙的排出量。研究表明，当蛋白质摄入量每天为5克时，每天摄入800毫克钙，可呈现钙平衡；如钙摄入量为500毫克钙，则明显不足。因此需要注意合理的膳食结构，避免摄入过多的脂肪和蛋白质。

5. 饮食中若摄入过量的磷，大量的钙会随尿流失。

6. 膳食纤维摄入过多时，其中的成分与钙结合也会降低钙的吸收，因此膳食纤维的摄入要适量。

磷

磷存在于人体所有细胞中，可与钙、钾、蛋白质、脂肪结合构成骨骼、牙齿、肌肉、神经等组织及多种酶的重要成分，几乎参与所有生理上的化学反应，并能协助葡萄糖、蛋白质和脂肪代谢以及参与缓冲系统，维持体内酸碱平衡。磷以人乳为基础计算0~6月龄婴儿磷的AI为100毫克/天。7~12月龄婴儿磷的AI为180毫克/天。1~3岁磷的RNI为300毫克/天。

钠

钠的化学性质活泼，在自然界均以化合物形式存在。钠是人体必需的元素之一，是机体重要的电解质。钠离子在人体内主要存在于人体的细胞外液，约占细胞外液中阳离子含量的90%，参与调节细胞外液的容量与渗透压；维持酸碱平衡，体内钠离子在肾脏重吸收时与氢离子交换，以排出体内的酸性代谢产物，从而保持体液酸碱度的恒定；钠通过调节细胞外液的容量，维持正常血压；体液中钠、钾、钙、镁等离子保持一定的浓度和适当的比例，是维持神经肌肉应激性所必需的，而钠离子的浓度是保证这一功能的重要因素；钠与能量代谢、ATP的生成和利用有关。

婴儿出生后3个月内，每日约需钠11.5毫克/千克，6个月时为4.6毫克/千克以供生长，而婴儿每日从皮肤丢失的钠量为9~16毫克/千克(Cook，1950年)，两者合并计算，每日给予婴儿钠23毫克/千克即可满足需求。我国婴儿每日摄入乳量为700~850ml，一日从母乳中可获取115~138毫克钠，基本与上述23毫克/千克相当，所以母乳喂养婴儿不必额外补充钠，即可满足需求。中国居民膳食营养素参考摄入量（DRIs）关于钠的AI为0~6个月婴儿170毫克/天，7~12个月婴儿350毫克/天，1~3岁幼儿700毫克/天。

注：1g食盐=400mg钠

（二）微量元素

铁

铁是人体红细胞中血红蛋白的主要成分，也是肌红蛋白及含铁酶类的组成成分，参与氧的运输、储存及组织氧化作用，可以促进发育，增加对疾病的抵抗力，调节组织呼吸，防止疲劳，预防和治疗因缺铁而引起的贫血。

人体中的铁总量为4~5克，其中60%~70%存在于血红蛋白中，3%存在于肌红蛋白中，约1%存在于各种酶系统中，其他26%~36%则以运铁或贮铁的形式存在于体内。铁蛋白主要存在于肝脏、脾脏和骨髓的网状内皮系统中。铁在体内代谢过程中可被反复利用，丢失很少。一般在合理喂养和没有偏食、挑食的情况下，身体是不会缺铁的。

但儿童时期，尤其是婴幼儿正处于生长发育的快速阶段，身高、体重增长较快，也明显增多，对铁的需要量就相对较多。如不能从膳食中摄入足够的铁来满足生长发育的需要，则会引起缺铁和缺铁性贫血，从而影响健康。

健康母亲的乳汁中的铁可维持0~6月龄婴儿生长发育需要，铁的AI为0.3毫克/天。7~12月龄婴儿的铁需要量=基本铁丢失+血红蛋白中的铁蓄积量+非存储性组织铁的增加量+储存铁的增加，EAR为7毫克/天，RNI为10毫克/天。1~3岁幼儿铁EAR为6毫克/天，RNI为9毫克/天。

食物中的铁有两种存在形式，即血红素铁和非血红素铁。血红素铁存在于动物性食物中，如动物肝、血、肉类、禽类、鱼类等，在体内的吸收好，生物利用率高，不易受膳食中其他成分的影响。因此儿童补铁宜首选富含血红素铁的动物肝脏、血和肉类等。非血红素铁存在于植物性食物中，如蔬菜类、粮谷类等，其吸收受到植酸、草酸、磷酸及植物纤维的影响，故吸收利用率很低。因此在安排儿童膳食时，不仅要看食物中含铁量的多少，更应注重食物中铁的吸收利用率，以便进行合理的选择和搭配。

知识链接

影响铁吸收的因素

食物种类：植物性食物中铁的形式为非血红素铁，吸收较差，动物性食物中铁的形式为血红素铁，吸收较好。一般植物性食物铁吸收率<10%；动物性食物

中铁的吸收率，鱼类为11%，肉与内脏为22%，血为2%；禽蛋类因含有卵黄高磷蛋白，可干扰铁的吸收，其吸收率仅为3%。大豆中含铁较多，但吸收率不高，且会抑制其他食物中铁的吸收；但如经过发芽、发酵或制作为豆腐，可有效提高铁的吸收率。人乳中的铁较牛乳中的铁容易吸收。

酸碱性：酸性条件下铁容易吸收，胃酸缺乏或过多服用抗酸药物及碱性药物时，可阻碍铁的吸收。

还原性物质：维生素C可将三价铁还原为二价，而且可与铁形成可溶性物质，有利于铁的吸收。动物蛋白质中的半胱氨酸也具有还原性，有利于铁的吸收。

铁的溶解状态：膳食中有较多磷酸盐、草酸盐、植酸盐时，可与铁形成不溶性的铁盐而抑制铁的吸收。茶叶中的鞣酸也可与铁形成不溶性的铁盐，从而影响其吸收。食物中蛋白质的分解产物可与铁形成可溶性的铁盐而利于吸收。

铜的营养状态：铁吸收后，必须先被铜蓝蛋白氧化为三价铁，再以运铁蛋白的形式进行运输，而铜是铜蓝蛋白的组成成分之一。如果铜长期摄入不足，使铁不能被氧化，继而不能与运铁蛋白结合并被运送至骨髓，影响铁的利用和红细胞生成，会导致贫血。

锌

锌是人体必需的微量元素之一，人体内含锌为1.4~2.3克，主要存在于皮肤、肌肉和骨骼中，眼睛视网膜上相对含量较高，血液中也有一定含量。锌在体内含量虽少，但作用却不可低估。它在机体代谢过程中起重要作用，是几百种酶必需的辅因子，这些酶具有多种多样的功能。锌与核酸和蛋白质合成关系密切，可促进生长发育和组织再生；唾液中的味觉素含两个锌离子，对味觉和口腔上皮细胞起重要作用。能维持正常的味觉，促进食欲；促进维生素A在体内的代谢转化，维持血液中维生素A浓度的恒定，这对保证正常暗适应能力有重要作用。参与维护和保持细胞免疫反应，提高机体抵抗力，促进创伤愈合。锌还与生殖器的发育和功能有关。

如果儿童长期不能从食物中摄入足够的锌，可引起体内锌的缺乏，并且影响儿童生长发育。常见表现有味觉减退、厌食、异食癖、贫血、生长发育落后、皮肤粗糙或发生皮炎、反复性口腔溃疡、抵抗力下降、创伤不易愈合、多动、智商下降，年长儿可出现性发育延迟等。但摄入过量的锌可干扰铜、铁和其他微量元素的吸收和利用，并造成免疫功能受损。

人体锌的主要来源是食物，一般动物性食物含锌量较丰富，如海产品、肉类、禽类及鱼眼等。在海产品中尤以牡蛎的含锌量为最高，豆类、花生等坚果类食品也含有一定量的锌。此外，人的初乳中含锌量也较多，且吸收率高于牛乳，因此对新生儿应鼓励母乳喂养。儿童缺锌时，应首先考虑食补，增加鱼、肉等动物性食物，其次可在医生指导下补充适量的锌制剂。

0~6月龄婴儿锌的AI为2毫克/天。7~12月龄婴儿锌的AI为3.5毫克/天。1~3岁幼儿的锌的RNI为4毫克/天。

碘

碘主要用于制造甲状腺素，成人体内碘的总量为15~20毫克，其中70%~80%存在于甲状腺。食物中的碘易从肠道吸收，主要由小便排出。缺碘的症状和缺碘发生的年龄有关，缺碘可引起甲状腺功能减退。婴幼儿缺碘会导致生长发育迟滞，智力低下，甚至出现地方性克汀病。

0~6月龄婴儿碘的AI为85微克/天。7~12月龄婴儿碘的AI值推算为115微克/天。1~3岁幼儿碘的RNI为90微克/天。

食物中以海产品的碘含量最多，如海带、紫菜、发菜、淡菜、海参、蚶以及海虾等。目前许多城市都供应加碘食盐。

阶段小结

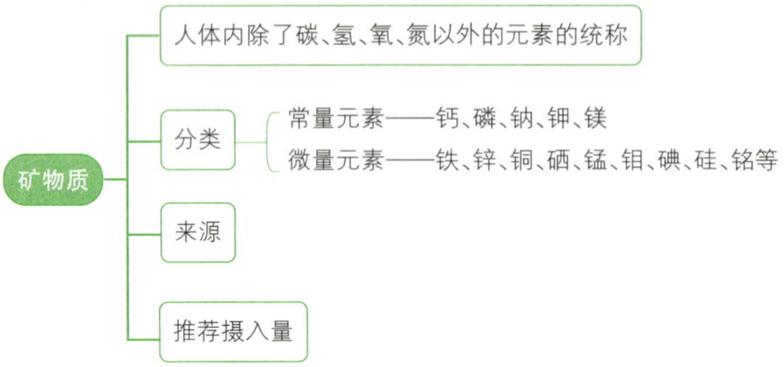

表1-9 各种矿物质的作用及来源

种类	作用	来源
钙	刺激血小板，促使伤口上的血液凝结；使神经、肌肉保持正常的反应；以调节心脏搏动，保持心脏连续交替地收缩和舒张；维持肌肉的收缩和神经冲动的传递；多种酶需要钙的激活，才能显示其活性；构成骨骼和牙齿的主要成分	乳类、豆类、绿色蔬菜
磷	存在于人体所有细胞中，可与钙、钾、蛋白质、脂肪结合构成骨骼、牙齿；肌肉、神经等组织及多种酶的重要成分，参与生理上的化学反应；协助葡萄糖、蛋白质和脂肪代谢；参与缓冲系统，维持体内酸碱平衡	乳类、肉类、豆类和五谷类

续表

种类	作用	来源
钠	参与调节细胞外液的容量与渗透压;保持体液酸碱度的恒定;维持正常血压;维持神经肌肉应激性;与能量代谢、ATP的生成和利用有关	食盐、肉类、鱼类、虾贝、空心菜、豆芽
铁	参与氧的运输、储存及组织氧化作用;可以促进发育,增加对疾病的抵抗力;调节组织呼吸,防止疲劳;预防和治疗因缺铁而引起的贫血	肝、血、豆类、肉类、绿色蔬菜、杏、桃
锌	促进生长发育和组织再生;对味觉和口腔上皮细胞起重要作用,能维持正常的味觉,促进食欲;维持血液中维生素 A 浓度的恒定,保证正常暗适应能力;参与维护和保持细胞免疫反应,提高机体抵抗力;促进创伤愈合;与生殖器的发育和功能有关	鱼、蛋肉、禽、全谷、麦胚、豆、酵母等
碘	主要用于制造甲状腺素,促进新陈代谢、加速生长和中枢神经系统发育	海产品、添加碘的食盐

表1–10　中国婴幼儿常量元素参考摄入量(mg/d)①

年龄	钙		磷	钾	钠	镁
	AI	UL	RNI	AI	AI	RNI
0~6月龄	200	1000	100(AI)	350	170	20(AI)
7~12月龄	250	1500	180(AI)	550	350	65(AI)
1~3岁	600	1500	300	900	700	140

表1–11　中国婴幼儿微量元素参考摄入量②

年龄	铁 mg/d	碘 μg/d	锌 mg/d	硒 μg/d	铜 mg/d	氟 mg/d	铬 μg/d	锰 mg/d	钼 mg/d
0~6月龄	0.3	85	2	15(AI)	0.3	0.01	0.2	0.01	2
7~12月龄	10(RNI)	50	3.5(RNI)	20(AI)	0.3	0.23	4	0.7	15
1~3岁	9	90	4.0	25	0.3	0.6(AI)	15	15	40

三、维生素类

维生素是维持人体正常生理功能所必需的营养素,不构成机体结构成分,不为机体提供能量。它们存在于食物中,具有生物活性。每天只需要极少的数量就可以满足人体的生理需要,大部分维生素是人体自己不能合成的,少数维生素虽然可以由人体自身合成,但合成量不足,需要靠膳食来提供。

① 中国营养学会.中国居民膳食营养素参考摄入量(2013版)[M].北京:科学出版社,2014:165.
② 中国营养学会.中国居民膳食营养素参考摄入量(2013版)[M].北京:科学出版社,2014:217.

维生素的种类很多，化学结构与生理功能各不相同，根据其溶解性来分，维生素可以分为脂溶性和水溶性两类。

脂溶性维生素（维生素A、维生素D、维生素E、维生素K）必须靠脂肪的帮助才能吸收。脂溶性维生素主要用于改变复合分子及细胞膜的结构，为高度分化组织的发育所必需；分子特异性不高，均有前体；因易溶于脂肪和脂肪溶剂中，故可储存在体内；脂溶性维生素排泄缓慢，缺乏时症状出现较迟，过量易致中毒。

水溶性维生素（维生素C、维生素B_1、维生素B_2、维生素B_6、维生素B_{12}、泛酸、生物素、烟酸）可溶解于水，主要参与辅酶的形成，有高度的分子特异性，没有前体，除碳、氢、氧以外，还常常含有氮、硫、钴等元素；因易溶于水，其多余部分可迅速从尿中排泄，不易储存，需每日供给；缺乏后迅速出现症状，过量不易发生中毒。

维生素与婴幼儿的健康关系十分密切，家长可通过为婴幼儿提供平衡膳食，从小培养他们良好的饮食习惯，使婴幼儿从膳食中获得充足的维生素。人体维生素不足或缺乏是一个渐进过程，当膳食中长期缺乏某种维生素，最初表现为组织中维生素的储备下降，继而出现生化代谢和生理功能异常，引起组织学上的缺陷，最后出现各种临床症状。某些维生素的边缘性缺乏（亚临床缺乏），如亚临床维生素A缺乏，并不一定出现临床症状，但可引起机体不适或对疾病的抵抗力下降等，应引起重视。此外，对于脂溶性维生素，还应特别注意摄入过多也会对健康产生有害的作用。

维生素A

维生素A为脂溶性的维生素。参与眼睛的视觉功能，增强眼的暗适应能力；促进蛋白质生物合成及骨骼细胞分化；增强机体免疫功能，提高上呼吸道抗感染能力。

缺乏维生素A时，可引起眼干燥症、夜盲，皮肤干燥，骨骼、牙齿发育障碍，生长迟缓等症状。因此，维生素A对婴幼儿来说尤其重要，父母应注意从膳食中提供充足的维生素A，以满足婴幼儿健康成长的需要。

0~3岁婴幼儿需维生素A约400微克/天。它的食物来源有两种：一为动物性食品，提供视黄醇，这在动物肝脏、乳制品和蛋类中含量丰富，禽、畜肉类食品中含量较少；二为植物性食品，提供胡萝卜素，它可以在体内转化为维生素A，在深绿色、绿色及红色蔬菜和水果中含量较丰富。

为了保证食物维生素A的供应，应均衡膳食，同时应及时纠正婴幼儿挑食、偏食等不良饮食习惯，每天提供足够的蔬菜，做到深色蔬菜与浅色蔬菜合理搭配，每周提供1~2次富含维生素A的食物，如猪肝、鸡肝或鸭肝等。此外，也有一些婴幼儿因患有寄生虫病或胃肠功能紊乱，影响了维生素A的吸收，对于这些孩子要积极予以治疗，改善他们的消化吸收功能，以免发生维生素A缺乏症。

知识链接

维生素A缺乏的原因

1. 贮存不足：早产儿、双胎儿、低出生体重儿等体内维生素A贮量不足。

2. 摄入不足：维生素A为脂溶性维生素，小肠对维生素A的消化吸收需胆盐和脂肪参与，膳食中脂肪含量过低，如长期以米、稀饭、炼乳或脱脂奶喂养，易导致维生素A缺乏。

3. 吸收障碍：患慢性腹泻、肝胆系统疾病、胰腺疾病都会影响维生素A的吸收，导致维生素A缺乏。

4. 需要量增加：早产儿肝内维生素A贮存较少，如生长发育过快则容易引起维生素A缺乏。严重感染，如麻疹、肺炎、结核高热时维生素A需要量增加，也容易发生维生素A缺乏。

5. 转化及利用障碍：甲状腺功能减退肝病、蛋白质营养不良致视黄醇结合蛋白合成不足；锌缺乏时，维生素A不能与维生素A结合蛋白、前白蛋白结合为复合物进行转运，维生素A排出体外增加，也可引起维生素A缺乏。

维生素D

维生素D是脂溶性维生素之一，主要功能是促进钙的吸收及调节钙、磷代谢。人体内维生素D的主要来源有两种：一是在阳光照射下，皮肤中存在的化学物质在紫外线的作用下转化为维生素D；二是来自食物，其中海鱼、蛋黄和动物肝脏中含量较高。所有的维生素D都要经过肝、肾的转化后，才能成为活性物质发挥生理作用。婴幼儿如缺乏维生素D会导致佝偻病。但维生素D为脂溶性的维生素，可以在体内储存，因此摄入过多将导致维生素D中毒，增加生长迟缓的发生。

0~3岁婴幼儿每天需维生素D400IU（相当于10微克）。母乳中维生素D的含量较低，不是婴幼儿维生素D的主要供给途径，全天泌乳总量中的维生D不足100IU，故单纯依靠母乳喂养不能满足婴幼儿维生素D的需要。天然食物所含的维生素D不多，脂肪含量高的海鱼、动物肝脏、蛋黄、奶油和干酪中相对较多。

知识链接

皮肤光照合成维生素D

多数脊椎动物的表皮组织含有维生素D生物合成的前体，在光化学反应作用下能产生内源性的维生素D。人类和脊椎动物全身暴露30分钟可产生10000-20000IU维生素D。皮肤产生维生素D的量受日照时间、波长、暴露皮肤面积、皮肤色素深浅、使用防晒霜等影响。

维生素D缺乏的因素：

1.食物中未补充维生素D：长期纯人乳喂养、牛奶蛋白过敏、乳糖不耐受、未补充维生素D。

2.日光暴露不足：室内活动过多。

3.疾病因素：如消化道疾病引起脂肪吸收不良，如炎症性肠病、肝脏病、囊性纤维病、慢性肠炎、克罗恩病等会致肠道食物中的脂肪吸收障碍降低维生素D的吸收；超重/肥胖者大量皮下脂肪贮存维生素D，使循环中维生素D含量下降；胃分流术后，使小肠上部吸收维生素D下降；肾脏疾病影响维生素D转化为有活性的代谢产物。

4其他医学情况：如抗惊厥药（苯巴比妥、苯妥英）促进肝脏维生素D分解。

B族维生素

B族维生素为水溶性的维生素，常见的包括维生素B_1、维生素B_2、维生素B_6、维生素B_{12}、烟酸、泛酸、叶酸。

维生素B_1的功能主要为参与心肌及神经代谢，促进胃肠蠕动和消化液分泌。婴幼儿如缺乏维生素B_1，会出现食欲不振、兴奋不安、便秘、肌肉酸痛甚至萎缩、呼吸困难、心力衰竭，有时可能危及生命。

维生素B_2的功能主要为参与糖类、脂类和氨基酸代谢，维持皮肤、口腔和眼的健康。婴幼儿如缺乏维生素B_2会出现口角糜烂、舌炎、脂溢性皮炎、眼畏光、流泪、视觉模糊和生长迟缓等症状。

维生素B_6主要是转氨酶和氨基酸脱羧酶的组成成分，参与神经、氨基酸及脂肪代谢。

维生素B_{12}为参与核酸的合成、促进四氢叶酸的形成等，促进细胞及细胞核的成熟，参与造血和神经组织的代谢。

1~3岁幼儿每天维生素B_1及维生素B_2的需要量均为0.6毫克。维生素B_1主要来源于粮谷类、干果类、猪肉和动物内脏（心、肝、肾）等。维生素B_2主要来源于禽畜肉类、动物内脏、乳类、蛋类，以及植物性食物中的蘑菇、草菇、桂圆、木耳、豌豆等。维生素B_6存在于各种食物中，亦可由肠内细菌合成。维生素B_{12}存在于动物食物中。

知识链接

造成维生素B1缺乏的因素

缺乏维生素B_1的原因有以下几种：①主食过精，只吃精米、精面，不吃粗杂粮；②爱吃甜食，增加了维生素B_1的消耗；③主食制作过程中不合理的方法使维生素B_1遭到流失，如淘米时反复淘洗或者把米长时间浸泡，这样就会使原本在精制粮中含量就不高的维生素B_1进一步遭到破坏；④有些孩子不爱吃肉和动物内脏，而主食又过于精细，从而引起维生素B_1缺乏。

为了预防婴幼儿发生维生素B_1及维生素B_2缺乏，父母应首先改变主食内容，使之多样化，做到粗杂粮与细粮的合理搭配，在以精米、面为主要粮食的基础上适当为婴幼儿提供杂粮，如麸皮面包、多谷面包、杂粮面包、燕麦片、小米粥、绿豆米仁粥、赤豆粥、粟米羹等。其次要纠正孩子挑食、偏食的不良饮食习惯，少吃甜食，并要组织好家庭平衡膳食，每周吃1~2次富含维生素B_1及维生素B_2的食品，如猪肝、鸡肝等。

维生素C

维生素C是水溶性维生素之一，主要功能是作为还原剂，参与体内各种代谢反应，如促进胶原合成、促进铁的吸收、参与胆固醇的代谢等。此外，它还能增强机体免疫力。缺乏维生素C可导致坏血病，表现为疲劳、牙龈肿胀出血、关节肌肉疼痛、易骨折、伤口愈合慢、儿童骨骼发育受阻。因此，维生素C是一种重要的营养素。

0~3岁婴幼儿每天维生素C适宜摄入量为40毫克，主要来源为水果和蔬菜。婴幼儿缺乏维生素C的主要原因是挑食、偏食，不爱吃蔬菜、水果。父母在烹调蔬菜时注意时间不要太长，使维生素C被氧化而受到破坏。为了预防维生素C缺乏，纠正孩子挑食、偏食的习惯，每天应提供丰富的新鲜蔬菜。烹调蔬菜时应注意先洗后切、急火快炒，尽量不要加盖，以减少维生素C在清洗、烹调时流失或被破坏；水果吃时再削皮，避免在空气中被氧化；洗好的水果不宜搁置时间太长；烹调时加少量淀粉，可保护维生素C不被氧化，合理使用调料，如醋可保护蔬菜中B族维生素和维生素C。

本节小结

- 维生素
  - 人体正常生理功能所必需的一类有机物质，不构成机体结构成分，不供给能量
  - 水溶性维生素
    - 维生素C
    - 维生素B族——维生素B_1、维生素B_2、烟酸、泛酸、维生素B_6、叶酸、维生素B_{12}等
  - 脂溶性维生素——维生素A、维生素D、维生素E、维生素K等
  - 推荐摄入量

表1–12　各种维生素的作用及膳食来源

种类	作用	来源
维生素A	促进生长发育和维持上皮组织的完整性，为形成视黄醇所必需的成分，与铁代谢、免疫功能有关	肝、牛乳、奶油、鱼肝油；有色蔬菜中的胡萝卜素
维生素B_1（硫胺素）	是构成脱羧辅酶的主要成分，为糖类代谢所必需，维持神经、心肌的活动功能，调节胃肠蠕动，促进生长发育	米糠、麦麸、豆、花生；瘦肉、内脏；肠内细菌和酵母可合成一部分
维生素B_2（核黄素）	为黄酶辅酶的主要成分，参与体内生物氧化过程	肝、蛋、鱼、乳类、蔬菜、酵母
维生素PP（烟酸）	是辅酶Ⅰ及Ⅱ的组成成分，为体内氧化过程所必需；维持皮肤、黏膜和神经的健康，防止糙皮病，促进消化系统的功能	肝、肉、谷类、花生、酵母
维生素B_6	为转氨酶和氨基酸脱羧酶的组成成分，参与神经、氨基酸及脂肪代谢	各种食物中，亦由肠内细菌合成
维生素B_{12}	参与核酸的合成、促进四氢叶酸的形成等，促进细胞及细胞核的成熟，对生血和神经组织的代谢有重要作用	动物性食物
叶酸	叶酸的活性形式四氢叶酸是体内转移“一碳基团”的辅酶，参与核苷酸的合成，特别是胸腺嘧啶核苷酸的合成，有生血作用；胎儿期缺乏会引起神经畸形	绿叶蔬菜、肝、肾、酵母较丰富，肉、鱼、乳类次之
维生素C	参与人体的羟化和还原过程，对胶原蛋白、细胞间黏合质、神经递质（如去甲肾上腺素等）的合成，类固醇的羟化，氨基酸代谢，抗体及红细胞的生成均有重要作用	各种水果及新鲜蔬菜

续表

种类	作用	来源
维生素D	调节钙磷代谢，促进肠道对钙的吸收，维持血液钙浓度，有利骨骼矿化	鱼肝油、肝、蛋黄；人皮肤日光合成
维生素K	由肝脏利用、合成凝血酶原	肝、蛋、豆类、青菜；部分维生素K由肠道细菌合成

表1-13 中国婴幼儿脂溶性维生素参考摄入量[①]

年龄	维生素A(μgRAE/d)		维生素D(μg/d)		维生素E(mgα-TE/d)		维生素K(μg/d)
	AI	UL[a]	RNI	UL	AI	UL	AI
0~6月龄	300	600	10(AI)	20	3	—	2
7~12月龄	350	600	10(AI)	20	4	—	10
1~3岁	310	700	10	20	6	150	30

表1-14 中国婴幼儿水溶性维生素的推荐摄入量(RNI)或适宜摄入量(AI)[②]

年龄	维生素B_1(mg/d)	维生素B_2(mg/d)	维生素B_6(mg/d)	维生素B_{12}(mg/d)	维生素C(mg/d)	泛酸(mg/d)	叶酸(μgDFE/d)	烟酸(mgNE/d)	胆碱(mg/d)	生物素(μg/d)
0~6月龄	0.1	0.4	0.2	0.3	40	1.7	65	2	120	5
7~12月龄	0.3	0.5	0.4	0.6	40	1.9	100	3	150	9
1~3岁	0.6	0.6	0.6	1.0	40	2.1	160	6	200	17

真题演练

1.怎样预防维生素A缺乏？

2.6月龄内的婴儿通过日光照射能否获得所需要的维生素D？

反思评价

1.蔬菜和水果可以互相替换吗？

2.不用盐能满足婴幼儿钠和碘的需求吗？

3.请你对本次任务进行评价：

课堂活动参与度☆ ☆ ☆ ☆ ☆

小组活动贡献度☆ ☆ ☆ ☆ ☆

学习内容接受度☆ ☆ ☆ ☆ ☆

① 中国营养学会.中国居民膳食营养素参考摄入量(2013版)[M].北京:科学出版社,2014:307.

② 中国营养学会.中国居民膳食营养素参考摄入量(2013版)[M].北京:科学出版社,2014:357.

任务四

膳食纤维和水

任务描述

膳食纤维是植物中不被人体消化的一大类碳水化合物。虽然膳食纤维属于碳水化合物这一大类，但是目前为止，营养科学对它依然有新发现，尤其是它的结构、理化功能和人体健康的关系，所以我们习惯把它从碳水化合物当中分出来作为单独的一部分进行讲解。

工作表单

工作表单1

小组讨论

膳食纤维主要来自哪些食物？

工作表单2

阅读材料

中国食品安全国家标准《食品营养成分基本术语（GB/Z21922-2008）》，对膳食纤维的定义是植物中天然存在的提取或合成的碳水化合物的聚合物，不能被人体小肠消化吸收且对人体有健康意义。

小组讨论，膳食纤维的生理功能是什么？

工作表单3

小组讨论

水的重要作用是什么?

工作表单4

小组讨论

人体的水从哪里来?

学习支持

一、膳食纤维

膳食纤维主要包括纤维素、半纤维素、木质素、果胶、琼脂等,它也是一种碳水化合物,但不参与供能。膳食纤维可分为可溶性纤维(纤维素、半纤维素和木质素)与不溶性纤维(果胶、树胶、燕麦糖)。尽管它们不能被机体吸收利用,但具有许多重要的生理功能。小肠中的食物纤维可以减慢胃排空、延缓食物在小肠消化和吸收、保留微量营养素;降低肠道pH值,刺激细菌的生长和发酵;吸收结肠水分,软化大便,增加大便体积、促进肠蠕动;吸附螯合胆汁酸、胆固醇等有机分子及肠内有毒物质,改善肝代谢。

膳食纤维主要来源于植物性食物,主要存在于蔬菜、水果、粗制粮食(如全麦粉、糙米、燕麦、玉米)及干豆类中。婴幼儿可从谷类、新鲜蔬菜、水果中获得一定量的膳食纤维。当膳食纤维摄入不足及缺乏时会导致心脑血管和肠道代谢等方面的多种疾病,如代谢综合征、便秘及某些癌症(如结肠癌、乳腺癌等)都与膳食纤维摄入量不足有关;但摄入过多则会产生饱腹感,致使能量摄入不足,可干扰机体矿物质的吸收。

我国目前尚未提出明确的膳食纤维推荐摄入量标准。中国营养学会于2013年推出的DRIs中，暂定中等能量摄入（10MJ/2400kcal）的成人膳食纤维的适宜摄入量为30g/d；对于儿童尚无数据，但婴儿6月龄后应逐渐增加食物纤维素。美国FDA推荐儿童膳食纤维的适宜摄入量为：2岁以内5g/d，2岁后按其年龄加5~10g/d，20岁以后为20~35g/d。

总之，膳食纤维要从天然食品中获得，不应吃得太精细、太单调，保证每天供应较多的蔬菜与水果，少量的新鲜玉米、蒸红薯或全麦类食物。摄入膳食纤维要适量，不是越多越好。

二、水

水是人类机体赖以维持最基本生命活动的物质，是一种重要的营养素。儿童体内含水量较成人多，如新生儿含水量约占体重的78%，1岁时占65%，成人占体重的60%~65%。水在人体中有以下生理作用。

1.水是维持人体正常生理活动的重要物质

当长期不能进食，体内贮备的糖和脂肪被完全消耗、蛋白质也失去一半时，机体仍可勉强维持生命；而一旦机体丧失水分达20%，就无法维持生命。成人体液总量约占体重的60%，儿童略高一些。水是机体构造不可缺少的材料，所有组织都含有水，如血液中含水分高达90%，肌肉含水为70%，脂肪含水较少为10%。事实上，一切活细胞都离不开水。体内水分如丢失超过体重5%，就会发生脱水。如果脱水较长时间不能纠正，则会导致死亡，可见水对生命来说极其重要。

2.水是各种营养素的溶剂

除一些脂溶性营养素外，水是多种营养素的溶剂，是一种重要的载体。没有水就无法维持正常的循环、呼吸、消化、物质交换以及排泄等生理活动。

3.水能调节体温

当外界气温高或体内产热过多时，机体就通过蒸发汗液来使皮肤散热，以达到维持体温的目的。血液中90%是水，它的流动性很好，可使机体产生的热能随着血液循环在体内均匀分布，避免体温随外界环境温度的变化而发生明显的变化。

4.水是良好的润滑剂

眼泪、唾液、关节腔液及浆膜腔液是体内各器官之间良好的润滑剂。机体每天都要经皮肤、呼吸、尿、粪中排出相当数量的水分，所以人每天都必须补充丢失的水分。婴幼儿对水的需要量与能量摄入、食物种类、肾功能成熟度、年龄等因素有关。婴幼儿新陈代谢比较旺盛，所以每天需要的水分比成人高得多。

机体需要的水有三个来源：饮用水、食物中含有的水以及代谢水（即来自体内碳水化合物、蛋白质和脂肪代谢氧化产生的水）。婴幼儿每天的需水量约为150ml/(kg.d)，以后每3岁减少约25ml/(kg.d)。婴幼儿可从乳汁和其他食物中获取充足的水量。为减少胃肠负担，应避免额外给婴幼儿过多的水或果汁。

表1-15　中国婴幼儿膳食水适宜摄入量(AI)[①]

年龄	饮水量[a]/(L/d)		总摄入量[b](L/d)	
	男	女	男	女
0~6月龄	—[d]		0.7[c]	
1~12月龄	—		0.9	
1~3岁	—		1.3	

a：温和气候条件下，轻体力活动水平。如果在高温或进行中等以上身体活动时，应适时增加水摄入量。

b：总摄入量包括食物中的水以及饮水中的水。

c：来自母乳。

d：未制定参考值者用“—”表示。

阶段小结

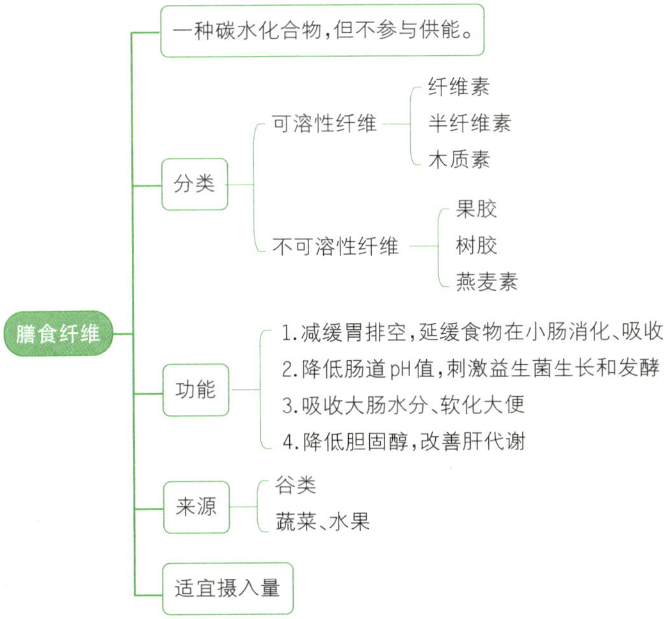

① 中国营养学会．中国居民膳食营养素参考摄入量(2013版)[M].北京：科学出版社，2014:452-453.

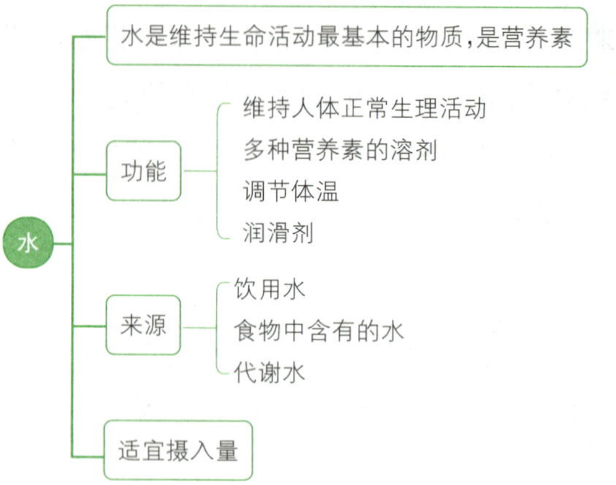

真题演练

膳食纤维摄入不足或过多的危害？

反思评价

1. 婴儿需要每天大量饮水吗？

2. 请你对本次任务进行评价：

课堂活动参与度☆ ☆ ☆ ☆ ☆

小组活动贡献度☆ ☆ ☆ ☆ ☆

学习内容接受度☆ ☆ ☆ ☆ ☆

推荐阅读

1. 中国营养学会. 中国居民膳食指南2016[M]. 北京：人民卫生出版社，2016.

2. 陈荣华，赵正言，刘湘云. 儿童保健学[M]. 南京：江苏凤凰科学技术出版社，2017.

3.〔美〕克雷曼. 儿童营养学(第7版)[M]. 申昆玲译. 北京：人民军医出版社，2015.

项目一答案

项目二

婴幼儿消化系统的特点及营养吸收

案例导入

融融是个可爱的小女孩，刚出生一个月。融融的母亲是个新手妈妈，她最近一直有个烦恼。她在喂养过程中发现，融融经常吃完奶不一会儿就会从口中吐出奶液，有的时候吐出的奶液比较多，甚至会从鼻腔喷出来，偶尔伴有白色豆腐渣样的半消化状态的奶渣，这些奶液酸酸的，经常弄湿融融和妈妈的衣服。但是，融融除了吐奶之外没有别的症状，吃奶照常，儿保体检显示她的体重、身高都增长正常。那么，融融这样吐奶是正常的吗？是什么原因造成的？怎么处理呢？

学习目标

1. 了解婴幼儿消化系统解剖生理及消化器官功能发育的特点；
2. 熟悉婴幼儿消化酶的发育；
3. 掌握三大营养物质吸收的特点；
4. 了解肠道菌群在婴幼儿营养物质消化与吸收过程中的作用。

学习重点

1. 掌握婴幼儿消化系统的功能发育特点；
2. 掌握三大营养素的消化与吸收。

学习难点

1. 理解婴幼儿胃肠功能的发育是合理喂养的基础；
2. 熟悉婴幼儿消化酶的发育。

内容导图

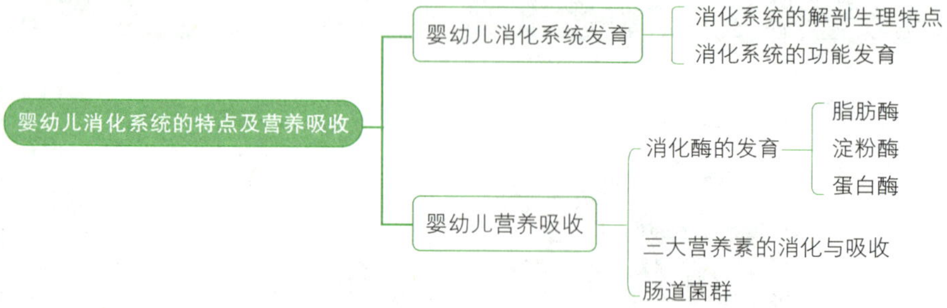

儿童时期，机体处于不断生长发育的阶段，其解剖结构、生理功能都在不断变化，处于逐渐成熟的过程中，因此，儿童不是成人的缩影，不同时期的各个系统都有各自的特点。0~3岁是婴幼儿迅速生长发育的时期，需要大量的营养物质供给自身生长。但是这个阶段的婴幼儿全身各个器官尚未发育成熟，尤其是与营养物质消化吸收有关的胃肠道仍十分脆弱，容易发生损伤或功能失调。

在婴幼儿喂养过程中，家长会碰到各种喂养问题，包括：为什么婴幼儿总是反复溢奶、吐奶？婴幼儿大便有奶瓣是消化不良吗？婴幼儿经常晚上哭闹是肠绞痛吗？婴幼儿大便次数多是腹泻吗？婴幼儿没有每天大便是便秘吗？婴幼儿什么时候开始添加辅食？

要解释和解决这些问题，我们首先要了解婴幼儿消化器官的解剖特点和功能发育特点。

任务一

消化系统发育

任务描述

胎儿期肠道营养转运机制发育已较成熟。新生儿的肠道功能很快取代胎盘功能，有能力通过内吞作用吸收完整的大分子物质。但是婴幼儿肠道吸收和消化的能力仍然不成熟，婴幼儿的生长需要特殊的营养环境，存在对营养素负荷的适应性应答机制。婴幼儿容易出现反流、呕吐、消化不良、腹胀、腹泻等消化道症状，与其消化器官的解剖特点和生理功能发育不成熟密切相关。

工作表单

工作表单1

小组讨论

人的消化系统由哪儿部分组成？婴幼儿消化道的解剖特点是什么？

小组讨论：结合解剖特点分析融融经常吐奶的原因有哪些？如何处理？填写下表。

消化道	解剖特点
口腔	
食道	
胃	
肠	
肝脏、胰腺	

吐奶原因	
处理方法	

工作表单2

消化道的主要功能

运动功能	将食物磨碎，使食物与消化液充分混合，并不断将食物向消化道的下方推送。咽、食道、胃、肠道通过不同的方式推进食物运动。
分泌功能	分泌多种消化酶，分解食物中的蛋白质、脂肪和糖类等大分子物质。唾液、胃液、胰液、胆汁发挥不同的消化作用消化不同的食物。
免疫功能	胃肠道是全身最大的免疫器官，对摄入的致病性抗原物质有重要的屏障和防御作用。

小组讨论：消化酶由哪些器官产生？消化哪类食物？

学习支持

婴幼儿的消化器官的发育尚未完善，功能还很不成熟，具有自己的生理特点，与成人有很大差异。应在婴幼儿消化系统发育的基础上科学、合理地进行喂养，正确认识、处理各种消化道症状，减少各种消化道疾病的发生，保证婴幼儿的营养吸收，满足其生长发育的需求。

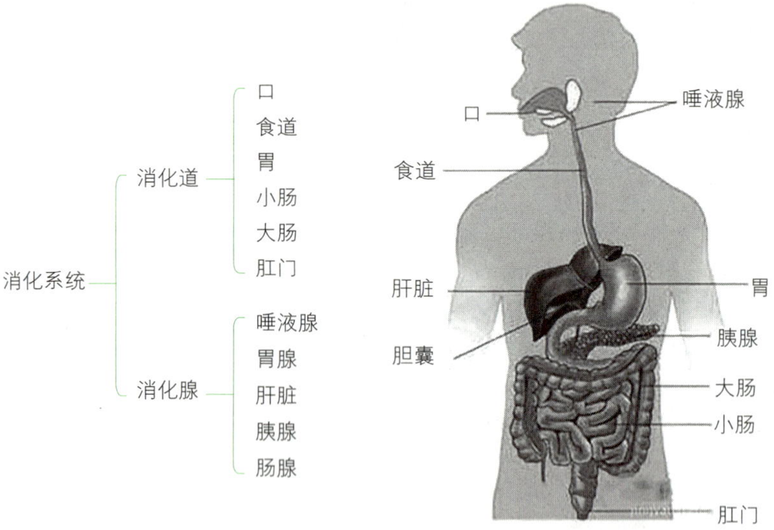

图2-1　消化系统的组成[①]

① 张徽.幼儿卫生与保健[M].上海：华东师范大学出版社，2014：14.

一、消化系统的解剖生理特点

1. 口腔

口腔是消化道的起点，具有吸吮、吞咽、咀嚼、消化、味觉、感觉和语言等功能。婴幼儿口腔容积较小，舌宽厚。唇肌、两侧颊肌及脂肪垫发达，有助于吸吮乳汁，但其口腔黏膜细嫩，血管丰富，易受损伤。新生儿出生时已具备吸吮和吞咽反射，出生几小时即可喂奶。婴幼儿刚出生时唾液腺发育差、唾液分泌少，淀粉酶含量不足，至3~4个月时唾液分泌逐渐增多，5~6个月时显著增多，有时会因来不及咽下而发生生理性流涎。此时是婴幼儿学习咀嚼和吞咽的关键时期，也可开始不再提供夜奶。婴幼儿出生时乳牙尚未萌出，4~12个月时开始出牙，一般在6个月左右萌出第一颗牙。乳牙牙釉薄、牙质松，较容易被腐蚀而形成龋齿，应从小注意清洁牙齿。

2. 食道

食道是连接咽部和胃的一个通道，新生儿食道长约10~11厘米，1岁时增至12厘米，5岁时可达16厘米。婴幼儿食管壁平滑肌与弹性纤维发育较差，缺乏腺体，容易发生反流从而引起生理性溢乳。

3. 胃

婴幼儿期胃呈水平位，当开始行走时其位置变为垂直。新生儿胃容量相对较小（见图2-2），刚出生1~2天估计胃容量相当于樱桃大小，约几毫升，随时间推移逐渐增大，1月后约增至30~35毫升，3个月时增至100毫升，1岁时达250~300毫升左右（见表2-1）。故喂哺婴幼儿时，食物容量不宜过多，过多可能引起呕吐。

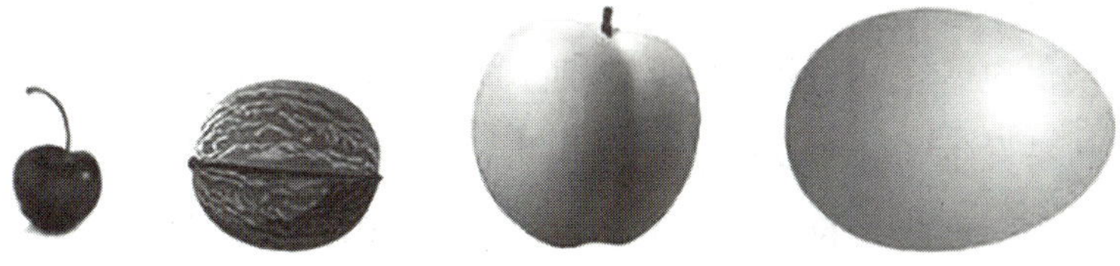

第1天　第3天　第5天　第30天

图2-2　新生儿胃容量发育示意图

表2-1　婴儿胃容量

年龄	胃容量
足月新生儿	30~35毫升
3月龄	100毫升
1岁	250~300毫升

婴幼儿贲门括约肌发育不够完善，当摄入奶液后关闭不严时，奶液容易从

胃向食管反流而造成溢乳。相反，幽门括约肌发育较好，胃蠕动时易发生幽门痉挛亦可能引起呕吐。婴幼儿出生时胃壁肌层及腺体发育不够完善，容易发生胃扩张。新生儿分泌胃酸较少、胃蛋白酶活力差，胃液消化功能会随年龄增大而逐渐加强。胃排空时间随食物种类不同而异，水的排空时间为0.5~1小时，母乳为2~3小时，牛奶则为3~4小时。

由于婴幼儿食管及胃的括约肌发育不完善，婴幼儿溢乳或者吐奶是常见的生理现象，不必过于担心。喂完奶后注意拍嗝，排出过多的空气，然后采取侧卧位，可以将上半身抬高15~20度，防止反流呛奶引起窒息，溢奶较多时可以采取少量多次喂养。另外，还应注意监测体重等生长指标，如果发现异常应及时至医院就诊。

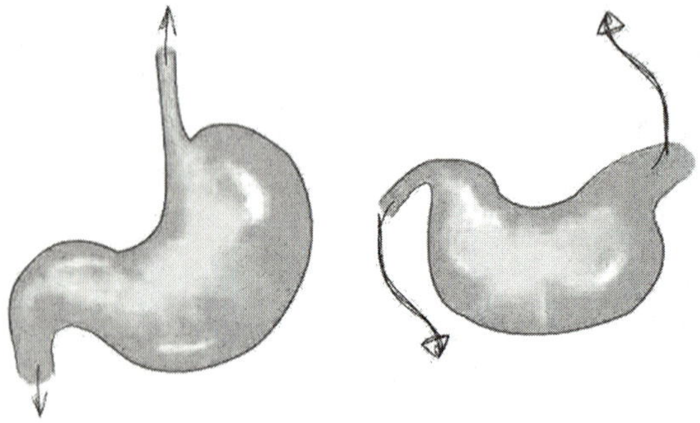

图2-3　成人与婴儿胃的发育

4.肠

婴幼儿的肠管相对较长，一般为身长的5~7倍。婴幼儿的肠黏膜发育良好，血管及淋巴管丰富，绒毛发达，但肌层发育尚差。肠系膜柔软而长，黏膜下组织松弛，易发生肠套叠及肠扭转等小儿急腹症。婴幼儿的肠壁薄，通透性高，屏障功能不完善，故肠腔中的微生物、毒素及过敏原易透过肠壁，进入血液而致病，如发生全身感染和过敏性疾病。小肠的主要功能包括运动（蠕动、摆动、分节运动）、消化、吸收及免疫保护。大肠的主要功能是贮存食物残渣，进一步吸收水分以及形成粪便。婴幼儿大脑皮层功能发育不完善，进食时常引起胃—结肠反射而产生便意，所以婴幼儿的大便次数多于成人。

5.肝脏、胰腺

婴幼儿的肝脏相对较大，新生儿的肝脏重约为体重的4%（成人仅2%），10个月时增加1倍。正常新生儿生长至1周岁时，可在右锁骨中线上、肋缘下1~3厘米触及肝脏，3岁以内大部分可在右肋缘下1~2厘米处触及，4岁以后在肋弓以下不易触及。在剑突下，从生后到7岁可触及2~2.5厘米的肝脏。肝血管丰富，血量多，肝细胞及肝小叶分化不全，易发生淤血性肿大；肝细胞再生能力强，纤维组织较少，至8岁时肝脏结构发育已接近成人。婴幼儿时期胆汁分泌较少，此时的脂肪消化主要依赖胃脂肪酶。

胰腺对婴幼儿的新陈代谢有着重要作用。新生儿期胰腺分泌极少，婴幼儿出生后3~4个月胰腺发育较快，胰腺既分泌胰岛素，又分泌胰液，2岁后达成人水平。胰岛素具有调节血糖功能；胰液中含有3种重要的消化酶：胰蛋白酶、胰脂酶和胰淀粉酶，对消化食物起重要作用。出生后5个月以内，淀粉酶分泌少且活性低，故在4个月前不宜过早添加淀粉类食物。

二、消化系统的功能发育

消化道的主要功能是消化和吸收摄入的食物（图2-4）。胃肠道消化作用主要有两种方式：①运动功能：将食物磨碎，使食物与消化液充分混合，并不断将食物向消化道的下方推送；②分泌功能：分泌多种消化酶，分解食物中的蛋白质、脂肪和糖类等大分子物质。③免疫功能：胃肠道是一全身最大的免疫器官，对摄入的致病性抗原物质有重要的屏障和防御作用。

1. 咽部

消化道与呼吸道的共同通道，可分为鼻咽部、口咽部及喉咽部。进食时，咽的主要功能是与口腔一起完成吞咽这一复杂的反射动作，和食道共同将食物团从口腔送入胃内。

2. 食道

是由上括约肌、下括约肌和食道体组成。非进食时，食道下括约肌处于闭合状态，使食道内压力高于胃内压约4~8毫米汞柱，致胃内容物不易反流进入食管。进食时，吞咽动作会引起食道发生原发性蠕动，而进入食道内的食物团则导致食道发生继发性蠕动。食道的蠕动可以将食物团推进胃内，同时能够清除吞咽时胃内容物反流后滞留在食道内的残留食物。

3. 胃

胃的运动主要依赖于胃壁平滑肌。进食后胃的运动包括紧张性收缩、容受性舒张、节律性收缩、蠕动和胃排空。胃紧张性收缩为缓慢而持续的收缩运动，可以提高胃内压，促进化学性消化，加快液体的排空。胃的容受性舒张使胃的容量与摄入量相适应，避免进食后的胃内压过高，同时有利于食物的暂时储存。胃的蠕动运动则有研磨食物、推动食糜的作用。胃内容物进入十二指肠的过程称为胃排空。非消化期的胃每间隔1.5~2小时出现周期性收缩运动，产生胃排空作用。胃排空的速度与食物摄入量、食物的酸碱度、食物的温度、食物的渗透压和食糜组成有关。如脂肪、蛋白质可延长排空时间，凝块大、脂肪多的食物在胃内停留时间较长，会影响胃的蠕动和分泌功能。胃排空摄入水的时间0.5~1小时，人乳约2~3小时，牛乳3~4小时，混合食物4~5小时。此外，年龄、全身状况亦可影响胃的排空时间。

4.肠道

进食后小肠运动即转为消化运动形式，主要有分节运动、蠕动和紧张性收缩，其特征是收缩的节律和振幅不规整。小肠分节运动是以环形肌为主的节律性收缩和舒张运动，使食糜与消化液充分混合，利于化学性消化，同时又使食糜与肠壁紧密接触，促进吸收。小肠蠕动与分节运动重叠进行，蠕动是一种推动食糜向下的收缩运动，将分节运动后的食糜推进下一段肠段再分节运动。小肠平滑肌紧张性收缩则与肠内压的变化有密切的关系。食物从胃排空至回肠末端时，小肠停止运动，随后空腹小肠出现周期性的时相性收缩运动，这是移行性复合运动。结肠的运动形式包括分节运动、多袋推进运动、蠕动和集团蠕动。其中，分节运动可使肠内容物充分混合，其他几种运动方式有利于内容物在肠内的推进。

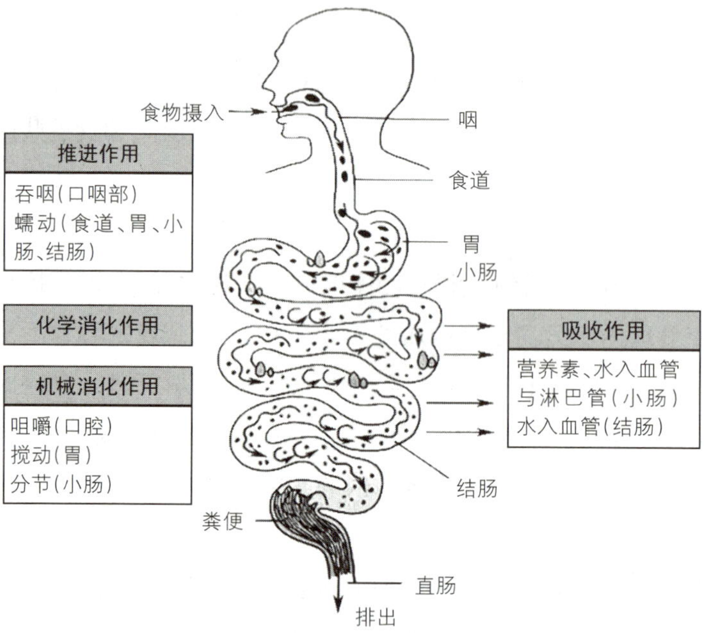

图2-4　消化道的功能①

三、分泌功能

胃肠道不仅是消化器官，也是目前已知的最大、最复杂的内分泌器官。消化道内分布有各种分泌细胞，分泌大量的黏液与酶，帮助消化食物。当胃肠道

① 黎海芪.实用儿童保健学[M].北京:人民卫生出版社,2016:387.

的分泌功能失调时，会引发多种胃肠道功能紊乱性疾病。

1.唾液

正常的唾液为无色、无味的低渗液，由唾液腺分泌。唾液有一定的消化作用，并能中和进入口腔的有害物质，同时具有杀菌功能。新生儿及婴幼儿唾液腺不发达，约到3~4月龄时唾液开始分泌。

2.胃液

胃黏膜含有很多分泌细胞，表面的上皮细胞和黏液颈细胞分泌大量黏液。黏膜上皮细胞分泌HCO_3^-，主细胞分泌胃蛋白酶原，壁细胞分泌盐酸，G细胞分泌胃泌素。盐酸和胃蛋白酶原具有重要的消化作用。黏液和HCO_3^-能形成黏液屏障，保护胃黏膜免受胃酸的侵蚀；HCO_3^-还可以消除胃内多余的氢离子。

3.胰液

胰液中含大量的胰酶、胰酶抑制物及黏液。胰酶在消化过程中起关键性作用，胰酶分泌的顺序依次为胰蛋白酶、糜蛋白酶、羧基肽酶、脂肪酶、淀粉酶。新生儿胰液所含脂肪酶活性不高，直到2~3岁时才接近成人水平。婴幼儿胰液水平及其消化酶的分泌易受炎热天气和各种疾病的影响而被抑制，容易发生消化不良。胰酶抑制物有抑制胰蛋白酶的作用。若酶原在胰腺内被激活，可自身消化胰腺，引发胰腺的炎症或坏死。因此，胰酶抑制物有使胰腺保护自身免受胰酶潜在的消化作用。

4.胆汁

胆汁是由肝细胞分泌的一种黄绿色、带苦涩味的碱性液体。肝脏在进食以外的时间分泌胆汁储存于胆囊内，进食时则将胆汁释放到十二指肠促进消化。胆汁的主要作用成分是胆盐或胆汁酸。胆盐可作为乳化剂乳化脂肪，降低脂肪的表面张力，使脂肪乳化成微滴，分散于水溶液中，增加了胰脂肪酶的作用面积；胆汁酸还可与脂肪酸结合，形成水溶性复合物，促进脂肪酸的吸收。胆汁对促进脂溶性维生素的吸收也有重要意义。当胆道阻塞时，胆汁不能进入十二指肠，脂肪的消化和吸收就会发生障碍，从而引起脂肪泻。

四、免疫功能

胃肠道是人体最大的免疫器官，对摄入的致病性抗原物质有防御和屏障功能。正常情况下，肠道淋巴组织受肠腔抗原刺激发生局部免疫应答反应，主要由分泌型免疫球蛋白A和M抗体抑制病原体克隆和致病抗原的吸收，产生免疫排除作用。同时肠腔抗原的全身性免疫反应弱，即发生黏膜耐受或口服耐受。口服耐受是指人体对进入肠道抗原的低反应，是免疫清除及系统免疫反应抑制的伴随结果。当小肠免疫系统处理抗原能力受限，接触过多抗原或者不适当的抗原破坏了肠黏膜的自身稳定，肠道抗原引起的免疫反应失去正常调节时则会发生与免疫相关的胃肠疾病，如食物过敏、慢性萎缩性胃炎、乳糜泻、炎症性肠病等。

肠道是人体与外界环境接触最多的部分，约有300~400平方米的表面面积。肠道屏障由复杂的四部分组成，即生理、化学、免疫和微生物屏障。婴幼儿出生后几个月内肠道屏障功能发育不成熟，小肠上皮细胞间存在间隙，渗透性高。有些蛋白质，如母乳免疫球蛋白可以小肠上皮细胞胞吞方式吸收，被婴幼儿利用。但异体蛋白（如牛乳蛋白、鸡蛋蛋白）、毒素、微生物及未完全分解的代谢产物会以吞饮方式或者通过上皮细胞间隙直接吸收，产生过敏或肠道感染。

先天性喉喘鸣

知识链接

早产儿消化系统特点

早产儿机体调节能力差，吸吮–吞咽–呼吸不协调，表现为吸吮活动无节律，下颌和舌活动异常，奶液在吞咽至食道阶段时仍有呼吸，易进入气道致呛咳或吸入肺部。一般胎儿在34~36周胎龄时吸吮—吞咽—呼吸逐渐协调，胎龄37周后则完全成熟。

早产儿出生时虽然胃肠道解剖结构分化完成，但胃容量小，胃肠动力功能差，消化吸收能力弱，黏膜屏障功能尚未发育成熟，免疫应答不完善。消化道发育不成熟表现为胃排空慢、肠蠕动弱、肠胀气，或因胃食管反流而出现呕吐。消化道成熟度不仅与消化、吸收功能有关，亦与消化道的内分泌、外分泌功能有关。早产儿胃酸分泌少、胰酶活性不足，分泌胆盐和肠肝循环较差，消化脂肪能力不足，乳糖酶水平低。早产儿胎龄越小、体重越低，发育成熟度越低，发生喂养不耐受、消化功能紊乱和坏死性小肠结肠炎的风险越高。

阶段小结

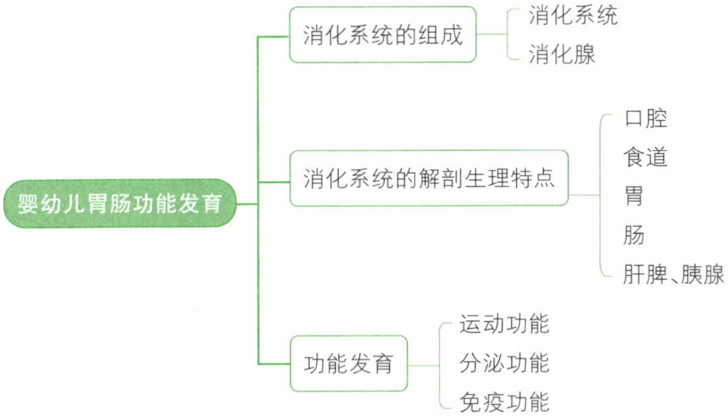

真题演练

1. 简述婴幼儿期胃容量的变化和胃排空的时间。

2. 小土豆8个月了，是个长得很壮实的小男孩，但是他还没有长牙，奶奶认为他不能嚼东西，怕消化不了，只给他喝配方奶，这是正确的吗？为什么？

3. 判断题

胃排空是指胃内容物进入小肠的过程。（　　）

消化道除了有消化和吸收食物的功能，还有很重要的免疫功能。（　　）

反思评价

1. 如何正确认识和处理婴幼儿各种消化道症状？

2. 为什么早产儿的喂养会有较多困难？

3. 请你对本次任务进行评价

课堂活动参与度 ☆ ☆ ☆ ☆ ☆

小组活动贡献度 ☆ ☆ ☆ ☆ ☆

学习内容接受度 ☆ ☆ ☆ ☆ ☆

任务二

营养素的消化与吸收

任务描述

能量和营养素是保证婴幼儿健康成长的物质基础。婴幼儿的能量来自饮食中的三大营养素：蛋白质、脂肪和碳水化合物。营养素主要在小肠被各种消化酶分解消化后吸收。

工作表单

工作表单1

小组讨论

婴幼儿消化系统的生理发育过程尚不清楚，但出生后各种消化酶的水平可间接反映消化道发育状况。蛋白质、脂肪、碳水化合物的消化吸收对婴幼儿的生长具有重要作用，各种酶的发育对婴幼儿的营养吸收与喂养具有重要意义。

请小组讨论以下三种酶的来源和发育年龄，并填在框中。

蛋白酶	
碳水化合物酶	
脂肪酶	

工作表单2

小组讨论

各种营养素在消化酶的作用下被身体的不同部位吸收，同时进行转化以及储存。请小组讨论，并填写。

蛋白质、碳水化合物、脂肪在人体内的消化吸收及转化过程？

工作表单3

案例分析

材料学习:乳糖不耐受

因肠道缺乏乳糖酶不能分解乳汁中的乳糖为葡萄糖和半乳糖,乳汁中未经消化的乳糖进入结肠,结肠的细菌分解乳糖,引起发酵,产生乳酸、丙酸、丁酸等有机酸以及氢气、甲烷和二氧化碳等混合气体,刺激肠道产生腹痛、腹胀腹泻等临床症状,即为乳糖不耐受。

多多快5个月了,纯母乳喂养。上个月感染了轮状病毒,腹泻了1周,目前大便还是次数很多,一天要6~8次,刚吃完母乳一会儿就要便便,大便经常有一股酸臭味,有时没有被尿不湿吸收甚至可以看到有泡沫便,不过没有血丝、黏液。多多有时候会有点胀气,小肚子圆滚滚的,小家伙晚上睡觉不踏实,经常哼哼唧唧。多多的妈妈想知道:为什么多多大便次数这么多,这是否跟母乳有关?需要换奶粉喂养吗?或者需要口服什么药物来解决这个问题?请同学们分析一下原因,该如何处理。

工作表单4

案例讨论

发育中的胎儿肠道已有定植微生物,至出生后1年趋向于成人的微生物菌群。新生儿出生后数小时肠道首先定植的是肠杆菌、葡萄球菌、链球菌和肠球菌等兼性厌氧菌;24小时左右新生儿肠道出现大肠杆菌,迅速繁殖增多,成为肠道优势菌种。因大肠杆菌大量生长繁殖,消耗肠腔内有限的氧气,为专性厌氧的双歧杆菌、类杆菌、优杆菌等提供生存、定植条件。厌氧细菌(真细菌、梭菌属)出现较晚。2~3日龄的新生儿肠道中双歧杆菌等专性厌氧菌迅速增加,约1周后双歧杆菌成为肠道优势菌。有研究表明人乳喂养的婴幼儿肠道双歧杆菌占肠道总体菌量的95%,甚至高达99%,较配方喂养的婴幼儿高达10倍。

墩墩是一个6个月的小男孩,一直母乳喂养,儿保测量身高、体重都是中等偏上。他每日大便3~4次,妈妈认为他大便次数多了,有点稀,从4个月开始就一直给他吃某品牌的益生菌,认为有利于消化吸收。请同学们讨论,这样补充益生菌是必要的吗。

学习支持

一、消化酶的发育

1.蛋白酶

蛋白酶主要包括胃蛋白酶、胰蛋白酶和小肠刷状缘蛋白酶。其中,胃黏膜的主细胞合成的胃蛋白酶原被胃酸激活生成胃蛋白酶,胃蛋白酶可将各种水溶性蛋白质分解成多肽。胰腺分泌的胰蛋白酶是肽链内切酶,胰凝乳蛋白酶是催化蛋白质肽键水解的内肽酶,糜蛋白酶作用与胰蛋白酶相似,能迅速分解变性的蛋白质。小肠刷状缘的肽酶可以分解肽为氨基酸。胎儿34周龄时胃主细胞开始分泌胃蛋白酶,出生时该酶活性低,至婴幼儿3月龄时该酶活性逐渐增强,18月龄时达到成人水平。

婴幼儿1~3月龄胰蛋白酶逐渐成熟。新生儿糜蛋白酶活性较低,随年龄迅速增加,6月龄婴幼儿糜蛋白酶活性已达到年长儿水平,3岁时达到成人水平。成人消化蛋白质的速度比儿童快60%。

2.碳水化合物酶

乳糖是6月龄以内婴幼儿(小婴儿)的主要碳水化合物来源,其次为蔗糖及少量淀粉。乳糖酶存在于小肠绒毛上皮细胞刷状缘顶端,由碳端固定,在空肠中表达最高。乳糖酶可在特定条件下将乳糖水解成葡萄糖和半乳糖,人体乳糖酶最适宜pH为6左右,与小肠内pH接近,最适温度范围为25~55°C。在胎龄8周时可以检测到乳糖酶的活性,胎龄34周时,乳糖酶的数量和活性仅有足月儿的30%;胎龄35~37周时,可达到70%;胎龄40周乳糖酶的数量和活性达到峰值。因此,与足月儿相比,早产儿乳糖酶的数量和活性不足。

乳糖不耐受

6月龄后婴幼儿需添加辅食,这时食物中的淀粉逐渐成为婴幼儿碳水化合物的主要来源。淀粉酶主要由胰腺和唾液腺分泌,催化淀粉及糖原水解,生成葡萄糖、麦芽糖等。肠双糖酶的产生是肠道吸收碳水化合物功能发育的标志。肠双糖酶的发育与胎龄有关,胎儿8月龄时肠蔗糖酶、麦芽糖酶的活性达最高。新生儿唾液淀粉酶、胰腺淀粉酶浓度非常低,至4~6月龄时开始分泌胰淀粉酶,2岁达到成人水平。故新生儿及婴幼儿早期消化淀粉的能力有限,这与喂养指南要求的6月龄后添加米粉等辅食的要求一致。新生儿小肠中淀粉酶活性低,但肠内葡萄糖化酶含量较高，为成人的50%~100%，可补偿淀粉酶的不足，使淀粉发酵成为短链脂肪酸，从而帮助淀粉消化。母乳中含少量淀粉酶，进入婴幼儿消化道可不被分解，帮助婴幼儿消化部分淀粉，代偿胰淀粉酶分泌不足。

3.脂肪酶

人类的脂肪酶主要有胃脂酶、胆盐依赖性脂肪酶、胆盐刺激脂肪酶、胰脂酶等。胎儿16周龄胰腺开始分泌胰脂酶，因需胆盐激活，故新生儿期胰腺分泌胰脂酶极少，几乎无法测定，2岁后达到成人水平。胎儿2~3月龄开始分泌胆汁，出生时胆汁缺乏。因此，与胆汁相关的脂肪酶在新生儿期作用较小。虽然母乳中的脂肪酶可补偿胰脂肪酶的不足，但母乳的脂肪酶含量少，不能帮助婴幼儿完全消化脂肪。与成人不同，婴幼儿的脂肪消化主要是在胃，脂肪消化主要依赖胃脂肪酶。胃脂肪酶在早产儿和新生儿有独特的代偿功能，具有保持胃内合适酸度、抗胃酸和胃蛋白酶的作用，同时在小肠中依旧保持活性，不依赖于胆盐和辅助因子进行激活，有助于胃内脂肪消化，在一定程度上弥补了胰脂肪酶的不足。婴幼儿胃脂肪酶的活性可水解食物中超过60%的甘油三酯，成人则为10%~30%。婴幼儿吸收脂肪的能力随年龄的增加而提高，如33~34周龄的早产儿脂肪的吸收率为65%~75%，足月儿的脂肪吸收率为90%，6月龄的婴幼儿脂肪吸收率已超过95%。

表2-2 婴幼儿出生后第一年消化酶的发育进程①

营养素	酶	出生	1	2	3	4	5	6	7	8	9	10	11	12
碳水化合物	唾液淀粉酶													
	胰淀粉酶													
	刷状缘α-葡萄糖苷酶													
	刷状缘乳糖酶													
蛋白质	胃蛋白酶													
	胰蛋白酶													
	刷状缘蛋白酶													
脂肪	胃脂酶													
	胰脂酶													
	胆汁													

① 黎海芪.实用儿童保健学[M].北京:人民卫生出版社,2016,386.

二、营养素的消化与吸收

1.蛋白质的消化与吸收

蛋白质的消化始于胃液中胃蛋白酶的分泌。食物中的蛋白质需先在消化道内分解为氨基酸后才能被机体吸收利用。胃腺分泌的胃液(pH为0.9~1.5)中含有胃蛋白酶原,在胃酸及自身作用下被激活。胃蛋白酶是胃中仅有的蛋白水解酶,它可以在胃液的酸性条件下特异性较低地水解各种水溶性蛋白质,产物为多肽、寡肽和少量氨基酸。胃蛋白酶还有凝乳作用,可使母乳在胃中部分消化。小肠内的胰蛋白酶和糜蛋白酶可将蛋白质分解为小的多肽和氨基酸。胃和胰腺蛋白质水解产生的寡肽产物在小肠被羧化酶和氨肽酶水解,释放三肽、二肽和单氨基酸而从刷状缘吸收。

一般未经分解的蛋白质不能被吸收,仅2%的食物蛋白和肽被吸收,不仅无营养价值,反而会诱发机体产生过敏反应。加热可以使蛋白质变性而易于消化为氨基酸,在十二指肠与近端空肠被迅速吸收。未加热的蛋白质和内源性蛋白质较难消化,需在回肠吸收。

2.碳水化合物的消化与吸收

食物中的碳水化合物主要是淀粉,其次为少量低聚糖和单糖。碳水化合物的消化始于口腔,口腔分泌的唾液淀粉酶将淀粉分解为少量的麦芽糖和葡萄糖。由于胃酸会使唾液淀粉酶失活,故淀粉主要在小肠消化吸收,胰淀粉酶是主要消化酶,包括小肠消化吸收和细菌帮助下的结肠发酵这两个过程。

小肠是淀粉消化的主要场所。肠腔内由胰腺分泌的胰淀粉酶可将淀粉水解为α糊精、麦芽糖和麦芽寡糖,再经α糊精酶、麦芽糖酶水解为葡萄糖而被吸收。食物中的单糖可以被直接吸收,而双糖(乳糖、蔗糖)在小肠双糖酶(乳糖酶、蔗糖酶等)作用下最终产生游离的单糖(主要是葡萄糖,其次是果糖和半乳糖),这些单糖多以主动转运的方式从小肠刷状缘吸收入血。进入血液中的主要是葡萄糖,一部分直接被组织氧化利用,另一部分进入肝细胞和骨骼肌细胞合成糖原而储存供以后利用,多余的葡萄糖还可进入脂肪组织转化为脂肪储存。

3.脂肪的消化与吸收

小月龄婴幼儿由于脂肪酶发育不成熟,脂肪消化主要在胃,依赖于胃脂肪酶的消化作用。而随着年龄的增长,婴幼儿的脂肪酶逐渐发育成熟,当接近成人的消化酶水平时,脂肪消化、吸收的主要场所转变到小肠。

由于脂肪不溶于水,而体内的酶促反应是在水溶液中进行,所以脂肪必须先乳化才能进行消化。肝脏分泌的胆汁中富含胆盐,胆盐在脂肪乳化过程中起重要作用。胆盐可以净化脂肪，减少脂肪的表面张力，然后使脂肪乳化成非常细小的乳化微粒，这些微小颗粒可以附着脂肪酶进行消化。胰脂肪酶和肠脂肪酶都有消化脂肪的作用，但前者的作用更大。脂肪在胰脂肪酶的作用下可水解为单甘酯、双甘酯、游离脂肪酸和甘油。低于12个碳原子的短链脂肪酸可直接被小肠黏膜内壁吸收，而长链脂肪酸则需穿过小肠黏膜进入肠黏膜末端淋巴管，重新在淋巴管中与甘油再酯化生成甘油三酯，与胆固醇、磷脂及脂蛋白结合，形成乳糜微粒进入淋巴系统，再进入血液循环转运至全身各个器官。

4.维生素的消化与吸收

根据需要，各种维生素可被动或主动吸收。不依赖内因子的维生素 B_{12} 吸收方面新生儿比成人更活跃，而内因子依赖性维生素 B_{12} 的吸收在出生后数月内才发育。婴幼儿需要持续地摄入维生素 B_{12} 以适应生长发育之需，如摄入不足可致维生素 B_{12} 缺乏。

5.矿物质的消化与吸收

矿物质的吸收依赖特异受体转运及局部肠腔吸收能力。因矿物质储存主要发生在妊娠最后3个月，故早产儿易发生储存缺乏。动物实验证明，某些矿物质（主要为钙、铁和锌）在出生后早期依赖被动吸收，而受体调节性主动吸收在出生后方逐渐发育。钙的被动吸收受其他营养素过多的影响，如乳糖、脂肪酸过多影响钙吸收，人乳中有促进铁、锌吸收的因子。

三、肠道菌群

人体肠道内的微生物中，99%以上都是细菌，约有1000多种，数10万亿个微生物，如此庞大的肠道菌群组成了复杂的肠道微生态系统。肠道菌群具有200万个编码基因，参与编码的基因是人类基因的100倍以上，因此又被称为“人类的第二大脑”“人类的第二基因组”。这些细菌通过长期的协同进化，与人体形成一种相互制约、相互依赖的关系。

肠道提供广阔的、无氧或低氧、富含营养、恒温的环境，肠道微生物则帮助宿主提高营养物质的分解效率、增加有益物质的吸收、合成人体所需的营养物质、维护神经系统的稳定性及增强免疫系统的功能。人体肠道正常菌群是经过长期进化在宿主体内形成的定植微生物群落，正常状态下对宿主是有益的和必需的。但是在菌群失衡状态下，则会影响宿主的生长发育、消化吸收、免疫调节，甚至影响药物的治疗。

1.肠道菌群的分类

肠道菌群是由需氧菌、厌氧菌及兼性厌氧菌组成，97%~99%以上为专性厌氧菌，大肠杆菌等需氧菌所占比例不足1%，它们共同维系肠道微生态的动态平衡。

根据肠道菌群复杂的种类与特性可分为：原籍菌、共生菌和外籍菌（见表2–3）。原籍菌或称固有菌，是人类进化过程中适应环境和自然选择形成的固定的细菌菌群。原籍菌在宿主解剖部位密度最高，为低免疫原性的专性厌氧菌，如类杆菌属、乳酸菌属。双歧杆菌和乳酸杆菌属于乳酸菌属，是肠道的有益菌，其中双歧杆菌是最重要的肠道有益菌。共生菌是与原籍菌有共生关系的生理性菌，与外籍菌有共生拮抗关系。共生菌是肠道的优势菌群，宿主终身携带(常住菌)。共生菌对宿主有益无害，可合成多种维生素、蛋白质，参与食物的消化、吸收，刺激肠道的免疫功能和防御致病菌的侵袭以保护肠道健康。外籍菌或称过路菌，也称环境菌或条件致病菌，数量在有益菌与有害菌之间，作用呈双向。外籍菌在宿主解剖部位密度低，免疫原性较高，包括需氧菌或兼性厌氧菌，数量少，其数量超过正常范围即可引起疾病，如葡萄球菌、大肠杆菌、链球菌、韦荣氏球菌。正常微生态环境，条件致病菌数量少，不致病，为维持微生物群落生态平衡的必要组成部分，对肠道食物消化、吸收，防止致病菌侵入有重要作用。病理情况下，条件致病菌数量异常增多时可致病，如分解肠道腐败物质，产生胺、硫化氢等有害物质，甚至分泌产生对身体和肠道有害的毒素。

表2–3 肠道菌群的分类及特性

分类	特性	功能	常见菌种
原籍菌	相对固定，肠道优势菌群	低免疫原性，对宿主健康有益	双歧杆菌、乳酸杆菌、肠球菌等
共生菌	肠道优势菌群	辅助消化、吸收，刺激肠道免疫功能	芽孢菌属
外籍菌	过路菌，长期定植的机会少	生态平衡时，数量少，不会致病；生态失衡时，数量超出正常水平，可导致疾病	大肠杆菌、球肠菌等

2. 婴幼儿肠道菌群的特点

长期以来人们认为胎儿在母体子宫内发育的过程是处在无菌环境下的，所以出生时新生儿肠道应该是无菌的。但是近期不同的研究团队利用动物实验和人群研究分别证实了羊水、脐带血和胎儿肠道内确实存在着来源于母体的肠道菌群，从而打破了胎儿“无菌”的说法，并明确了人类肠道菌群的最早来源。婴幼儿出生几小时后细菌经口吞入或从肛门进入，先是大量需氧菌（如大肠埃希菌、肠球菌、葡萄球菌、假单胞菌属）繁殖并消耗氧气，产生各种酸性产物，出生后2小时出现双歧杆菌、拟杆菌等专性厌氧菌定植，出生后7日达高峰，成为新生儿的优势菌。当婴幼儿添加辅食后，由于食物的多样化而使肠道菌群也呈现多样性改变，如类杆菌、肠球菌及乳杆菌等逐渐增多，直至2~3岁便形成以厌氧菌占绝对优势的稳定菌群，逐渐向成年人过渡。研究显示婴幼儿肠道中革兰阳性杆菌占绝对优势，达95%~99.8%，其中95%以上为双歧杆菌。婴幼儿结肠的优势菌为双歧杆菌、乳酸杆菌和肠杆菌。

3.影响肠道菌群定植的因素

许多因素可以影响肠道菌群定植，如分娩方式、喂养方式、抗生素应用和生活环境等。研究显示，阴道分娩的婴幼儿1岁时肠道菌群的构成仍然与其母亲肠道菌群构成有直接的联系。阴道分娩的婴幼儿在经过母体产道时，获得了母体产道和肠道的微生物，其主要为厌氧菌，而这一获菌过程在剖宫产分娩的婴幼儿中是缺失的。

婴幼儿时期的喂养方式也会对肠道菌群的构成产生影响。近年来较多的流行病学证据表明，母乳喂养和配方奶粉喂养的婴幼儿肠道菌群有明显的差异。研究者们已从母乳中分离出了葡萄球菌、链球菌、微球菌、乳酸菌和肠球菌等，这些微生物被认为是母乳中天然存在的菌群，可以通过母乳喂养传递给婴幼儿，并参与婴幼儿肠道菌群的定植和构成。因此，母乳是一种“带菌体液”的说法已经得到广泛的认同。再者，母乳中的双歧因子、丰富的乙型乳糖和低聚糖、较低的蛋白质与磷酸盐含量、长链多不饱和脂肪酸可以降低结肠的pH值，有利于乳酸菌的生长，较高的分泌型IgA抗体和溶菌酶可以抑制致病菌生长。因此，母乳喂养的婴幼儿肠道形成相对简单的、以双歧杆菌占绝对优势的肠道菌群；而配方奶喂养的婴幼儿肠道形成相对较复杂的肠道菌群，双歧杆菌的含量及比例较低，但仍为优势菌群。

此外，在孕期接受过抗生素治疗的母亲，其后代肠道菌群种类减少；未曾接触过抗生素治疗的母亲，其后代的肠道菌群则较丰富且分布均衡。除了上述涉及的因素之外，生活环境也会影响子代肠道菌群的构成。有研究显示，农村婴幼儿肠道菌群中的放线菌和拟杆菌比城市婴幼儿多，而城市婴幼儿肠道菌群中厚壁菌门和变形菌门比农村婴幼儿多，这提示了环境因素对肠道菌群的影响。

4.肠道菌群的功能

(1)营养代谢作用：肠道菌群的重要代谢作用是发酵未消化的食物残渣和肠道黏液。糖类发酵是结肠内主要的能量来源，包括未消化的糖类(抗消化淀粉、纤维素、半纤维素、果胶和树胶)和未消化的寡糖。肠道厌氧菌可以合成多种维生素如维生素B_1、B_2、B_{12}、维生素A、E、K等，参与钙、镁、铁等离子的吸收。

(2)促进结肠上皮细胞的增殖和分化：胃肠道的微生物影响细胞的增殖，结肠上皮细胞的分化与定植的微生物有关。微生物代谢产生的短链脂肪酸促进结肠上皮细胞的分化和繁殖。

(3)生物屏障作用:肠道正常菌群是身体重要的屏障,阻止潜在的致病菌入侵或外袭菌在黏膜上的定植。肠道厌氧菌可维持正常肠蠕动,可阻止致病菌在肠道定植。厌氧菌产生的短链脂肪酸使肠腔内呈酸性,氧化还原电位低,不利于致病菌的繁殖。

(4)免疫作用:正常菌群促进免疫器官的发育成熟。研究已证实双歧杆菌能激活身体的吞噬活性,促进特异性和非特异性抗体的产生。乳酸杆菌促进辅助性T细胞的发育,诱导产生多种细胞因子预防IgE介导的过敏反应。

因此,肠道菌群的稳态对婴幼儿的健康有着非常重要的作用。

知识链接

细菌的分类

细菌是生物的主要类群之一,属于细菌域。细菌是所有生物中数量最多的一类。依据分类标准不同,细菌的分类有所差异:

①根据形状分为三类,即:球菌(单球菌、双球菌、链球菌、葡萄球菌等)、杆菌(肠杆菌等)和螺旋菌(弧菌、螺菌、螺杆菌等)。

②按细菌的生活方式分为两大类:自养菌和异养菌,其中异养菌包括腐生菌和寄生菌。

③按细菌对氧气的需求来分类,可分为需氧菌和厌氧菌。

④按细菌生存温度分类,可分为喜冷、常温和喜高温三类。

需氧菌是指具有较完整的呼吸酶系统,只能在有氧条件下生长繁殖的菌类。厌氧菌也叫厌气菌,是一类在无氧条件下比在有氧环境中生长更好的细菌,其不能在空气(18%氧气)和(或)10%二氧化碳浓度下的固体培养基表面生长。这类细菌缺乏完整的代谢酶体系,其能量代谢以无氧发酵的方式进行。兼性厌氧菌具有完善的呼吸酶系统,兼有有氧呼吸和无氧发酵两种功能,在有氧或无氧环境中都能生长,但以有氧时生长较好。

阶段小结

- 营养素的消化与吸收
  - 消化酶的发育
    - 蛋白酶
    - 碳水化合物酶
    - 脂肪酶
  - 营养素的消化与吸收
    - 蛋白质
    - 碳水化合物
    - 脂肪
    - 维生素
    - 矿物质
  - 肠道菌群
    - 肠道菌群的分类
    - 婴幼儿肠道菌群的特点
    - 影响肠道菌群定植的因素
    - 肠道菌群定植的功能
      - 营养代谢作用
      - 促进结肠上皮细胞的增殖与分化
      - 生物屏障作用
      - 免疫作用

真题演练

1.简述肠道菌群的分类及特性?

2.肠道菌群的功能有哪些?

3.选择题

碳水化合物主要在______消化吸收。

A.胃　B.十二指肠　C.小肠　D.口腔　E.胰腺

脂肪需要______作用而水解。

A.胰酶　B.胆汁　C.胆盐　D.脂肪酶　E.胃液

反思评价

1.从消化酶的发育角度分析6月龄的婴儿可以添加肉类?

2.健康婴幼儿需要常规补充益生菌吗?

3.请你对本次任务进行评价

课堂活动参与度 ☆ ☆ ☆ ☆ ☆

小组活动贡献度 ☆ ☆ ☆ ☆ ☆

学习内容接受度 ☆ ☆ ☆ ☆ ☆

项目二答案

推荐阅读

1.沈晓明,王卫平．儿科学(第7版)[M].北京:人民卫生出版社,2008.

2.黎海芪.实用儿童保健学(第1版)[M].北京:人民卫生出版社,2016.

3.蒋一方.0~3岁婴幼儿营养与喂养[M].上海:复旦大学出版社,2020.

项目三

婴幼儿喂养

案例导入

文文(1岁8个月),文文妈妈是一位年轻妈妈,没有养育经验,但在喂养宝宝的过程中,文文妈妈非常重视宝宝的健康,一日三餐都是精心选择和搭配。妈妈总是担心宝宝胃口不好,食欲不好,饮食搭配不合理,影响生长发育。妈妈找到小熊老师,咨询相关问题。

学习目标

1. 掌握婴幼儿喂养原则与平衡膳食原则;
2. 掌握婴幼儿期常见的喂养问题;
3. 熟悉婴幼儿营养与饮食特点;
4. 熟悉婴幼儿食品采购原则和食品加工的方法;
5. 了解婴幼儿零食选择及食物过敏的预防。

学习重点

1. 掌握婴幼儿期喂养原则及特点;
2. 运用婴幼儿喂养的相关知识解决婴幼儿期常见的喂养问题。

学习难点

掌握婴幼儿喂养相关知识并制订婴幼儿一日食谱。

思维导图

- 0~1岁喂养
  - 母乳喂养
    - 1.母乳的特点
    - 2.母乳的营养成分及生物学特点
    - 3.母乳喂养的优点
    - 4.建立良好的母乳喂养
  - 配方奶喂养
    - 1.配方奶的选择
    - 2.配方奶的喂养方法
    - 3.配方奶调制
    - 4.特殊婴儿配方奶
  - 辅食添加
    - 1.辅食添加的概念
    - 2.辅食添加的原则
    - 3.不同月龄食物及其选择
  - 科学喂养的原则
    - 1.营养充足原则
    - 2.顺应喂养原则
    - 3.个体化原则
  - 进食技能的发育
    - 1.感知觉发育
    - 2.进食技能发育
  - 喂养常见问题
    - 1.新生儿体重下降
    - 2.母乳性黄疸
    - 3.溢奶
    - 4.体重增长不足
    - 5.食物引入时间不当
    - 6.换乳困难
    - 7.喂养困难

- 1~3岁喂养
  - 膳食安排
    - 婴幼儿营养与饮食特点
    - 婴幼儿喂养原则
    - 婴幼儿平衡膳食原则
    - 婴幼儿平衡膳食的安排
    - 婴幼儿一日三餐安排
  - 常见喂养问题
    - 食欲缺乏
    - “挑食”
    - 恐惧进食
    - 喂养互动不良
  - 食品安全
    - 食品安全概念
    - 婴幼儿食品采购与加工
    - 婴幼儿零食选择的食品安全
    - 食物过敏婴幼儿选择食物时的食品安全

婴幼儿期是生长发育的重要时期，为保证生长发育所需，对蛋白质、脂肪、碳水化合物及其他营养素的需要量相对高于成人，生长发育越迅速，所需的营养素也相对越多。因此，合理均衡的营养是保证婴幼儿健康成长的关键，能为成年后建立合理的膳食结构奠定基础，也对成年期慢性非传染性疾病有预防作用。

任务一 科学喂养的原则

任务描述

0~1岁是儿童期生长发育的第一个高峰期。这个时期的营养需求特点为：生长发育迅速、代谢旺盛、消化吸收功能尚不完善，需要全面和足够的营养素，但营养素的吸收和利用受到一定限制，容易因为喂养不当而引起消化功能紊乱和营养不良、贫血、抵抗力下降等问题；而营养过剩则可能造成肥胖，成年后发生高血压、冠心病和糖尿病等慢性疾病的风险升高。强迫喂养可能造成厌食、挑食等不良饮食行为习惯，而宠爱过度则会引起各种各样的喂养问题。因此，掌握科学喂养原则对于婴儿喂养十分重要。

工作表单

工作表单1

小组讨论

良好的营养可以促进婴幼儿体格生长和智力发育，而营养不良则会导致其生长迟缓、体重不增，严重的甚至造成死亡。

婴儿的能量需求与成人不同，婴儿热量消耗要满足哪些需要呢？

工作表单2

阅读材料

家长经常认为自己的孩子吃得不够多，每次不能吃完提供给孩子的食物，是否是孩子的食欲差还是有其他的原因。

思考并讨论:什么是顺应喂养?顺应喂养的内容包括哪些?

工作表单3

思考讨论

每个婴儿都是独一无二的个体,有自己的个体特征,例如早产儿、低出生体重儿与足月儿不同,他们的吸吮能力差、发育不成熟、消化不成熟、环境适应能力相对较弱,应采用个体化喂养方式来进行喂养。

还有哪类婴儿需要我们考虑他们的特殊性并个体化喂养呢?

学习支持

科学喂养原则包括:

一、营养充足原则

营养是保证婴幼儿身心健康及生长发育的重要因素,良好的营养可以促进其体格生长和智力发育,而营养不良则会导致其生长迟缓、体重不增,严重的甚至造成死亡。与成人不同的是,婴幼儿热量消耗与成人相比除了维持基础代谢、活动所需、食物特殊动力效应及排泄物丢失的热量以外,还需维持生长发育。因此,婴幼儿的生长发育越迅速,所需的营养素也相对越多。因此,在准备食物的时候不仅要求足量,而且要求种类多样,这样婴幼儿摄入的营养素也更全面。

二、顺应喂养原则

顺应喂养是在顺应养育模式框架下发展起来的婴幼儿喂养模式。随着婴幼儿生长发育,父母及喂养者应根据其营养需求的变化、感知觉以及认知、行为和运动能力的发展,顺应婴幼儿的需要进行喂养,帮助婴幼儿逐步达到与家人一致的规律进餐模式，并学会自主进食，遵守必要的进餐礼仪。父母及喂养者有责任为婴幼儿提供多样化，且与其发育水平相适应的食物，在喂养过程中应及时感知婴幼儿所发出的饥饿或饱足的信号，并作出恰当的回应。尊重婴幼儿对食物的选择，耐心鼓励和协助婴幼儿进食，但绝不强迫进食。

1. 顺应喂养要求

父母应负责准备安全、有营养的食物，并根据婴幼儿需要及时提供；创造良好的进食环境；而具体吃什么、吃多少，则应由婴幼儿自主决定。在婴幼儿喂养过程中，父母应及时感知婴幼儿发出的饥饿或饱足的信号，充分尊重婴幼儿的意愿，耐心鼓励，绝不能强迫喂养。

2. 如何进行顺应喂养

父母需要根据婴幼儿的年龄准备好合适的辅食，并按婴幼儿的生活习惯决定辅食喂养的适宜时间。从开始添加辅食起就应为婴幼儿安排固定的座位和餐具，营造安静、轻松的进餐环境，杜绝电视、玩具、手机等的干扰。喂养时父母应与婴幼儿保持面对面，以便于交流。父母应及时回应婴幼儿发出的饥饿或饱足的信号，及时提供或终止喂养。如当婴幼儿看到食物表现兴奋、小勺靠近时张嘴、舔吮食物等，表示饥饿；而当婴幼儿紧闭小嘴、扭头、吐出食物时，则表示已吃饱。父母应以正面的态度，鼓励婴幼儿以语言、肢体语言等发出要求或拒绝进食的请求，增进婴幼儿对饥饿或饱足的内在感受，发展其自我控制饥饿或饱足的能力。父母应允许婴幼儿在准备好的食物中挑选自己喜爱的食物。对于婴幼儿不喜欢的食物，父母应反复提供并鼓励其尝试。父母应对食物和进食保持中立态度，不能以食物和进食作为惩罚和奖励。父母应允许并鼓励婴幼儿尝试自己进食，可以手抓或使用小勺等，并建议特别为婴幼儿准备合适的手抓食物，鼓励婴幼儿在良好的互动过程中学习自我服务，增强其对食物和进食的注意与兴趣，促进婴幼儿逐步学会独立进食。此外，父母的进食行为和态度是婴幼儿模仿的榜样，父母必须注意保持自身良好的进食行为和习惯。

婴幼儿学会自主进食是其成长过程中的重要一步，需要反复尝试和练习。父母应有意识地利用婴幼儿的感知觉以及认知、行为和运动能力的发展，逐步训练和培养婴幼儿的自主进食能力。7 ~ 9月龄婴儿喜欢抓握，喂养时可以让其抓握、玩弄小勺等餐具；10 ~ 12 月龄婴儿已经能捡起较小的物体，手眼协调熟练，可以尝试让其自己抓着香蕉、煮熟的土豆块或胡萝卜等自喂；13月龄幼儿愿意尝试抓握小勺自喂，但大多洒落；18月龄幼儿可以用小勺自喂，但仍有较多洒落；24月龄幼儿能用小勺自主进食并较少洒落。在婴幼儿学习自主进食的过程中，父母应给予充分的鼓励，并保持耐心。

三、个体化原则

每个婴幼儿都是独一无二的个体，有自己的个体特征，应根据不同婴幼儿的个体特征采用与之相应的喂养方式，并根据其个体体质及营养状况作出相应的调整。家长应允许婴幼儿有自己的进食习惯及对食物的偏好。例如早产儿、低出生体重儿与足月儿不同，他们的吸吮能力差、发育不成熟、消化不成熟、环境适应能力相对较弱，应采用个体化喂养方式来进行喂养。

首先，为婴幼儿准备的食物或者烹饪方式应该适合他们的体质或者饮食习惯。例如，对鱼、虾等海鲜食物过敏的婴幼儿，家长在准备食物的时候应回避过敏原，利用其他肉类来弥补海鲜摄入不足所缺失的营养。

其次，婴幼儿的热能需求应与其目前的营养状况相一致。家长可根据目前婴幼儿的营养状况来确定其热能的需求。偏胖的孩子要控制摄入量，要少吃油腻和高糖的高能量食品，应多活动，并纠正挑食、偏食和贪吃零食的不良饮食习惯。偏瘦的孩子则要适当增加进食量和油脂的摄入量，以维持正常的生长发育和适宜的体重。

最后，婴幼儿的热能需求应与其体力活动相一致。进食量与体力活动是控制体重的两个主要因素。如果进食量过大而活动量不足，多余的能量就会在体内以脂肪的形式储存，导致超重、肥胖。因此，家长准备的食物应根据孩子每天的体力活动量进行匹配。

阶段小结

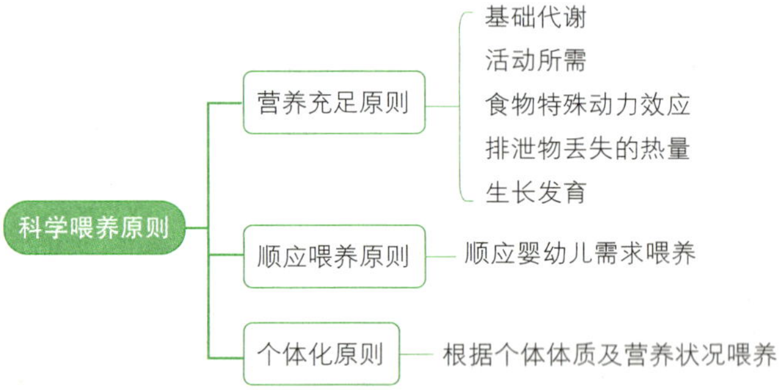

真题演练

1. 缺乏回应的喂养方式是影响婴幼儿健康和营养状况的重要因素，营养不良、超重肥胖等一定程度上与不恰当的喂养方式有关，婴儿喂养过程中，如何做好回应性喂养呢？

2. 填空题

科学喂养的原则包括：

反思评价

1. 根据婴幼儿感知觉，以及认知、行为和运动能力的发展，不同月龄该如何逐步训练和培养婴幼儿的自主进食能力？

2. 请你对本次任务进行评价

课堂活动参与度 ☆ ☆ ☆ ☆ ☆

小组活动贡献度 ☆ ☆ ☆ ☆ ☆

学习内容接受度 ☆ ☆ ☆ ☆ ☆

任务二

0~1岁膳食安排

任务描述

婴儿期的食物包括乳类，如母乳、婴儿配方奶，以及半固体和固体食物。婴儿喂养方式包括母乳喂养、混合喂养及人工喂养。

母亲的乳汁是婴儿理想的营养来源，可以满足婴儿生长和发育的需要。当纯母乳喂养的婴儿因各种原因而不能进行母乳喂养时，需采用标准婴儿配方奶喂养。随着年龄的增长，婴儿消化道功能、神经心理发育逐渐成熟，需要由液体类向半固体和固体食物转换，从而满足婴儿不同月龄生长发育的需求。

工作表单

工作表单1

小组讨论

母乳是婴儿最好的天然食物，对婴儿的健康与生长有着不可替代的作用。一个健康的母亲可提供足月儿正常生长到6月龄所需要的营养素、能量和液体量。

那么母乳与牛乳的区别在于何处？

工作表单2

小组讨论

当婴儿有某些疾病的情况下，特殊的配方奶对婴儿既有营养作用，又有治疗作用。

小组讨论一下，常见的特殊配方有哪些，哪些婴儿需要。

工作表单3

阅读材料

爸爸妈妈带4个月的女宝宝来到照护门诊咨询，出生体重3.5公斤，身长50厘米，出生后纯母乳喂养，现体重6.5公斤，身长60厘米。妈妈焦虑自己的孩子长得不够好，认为母乳不够孩子吃，所以不到1小时就要给宝宝喂一次，要求添加配方奶。

以上情况，如何给家长进行指导？

学习支持

一、母乳

母亲的乳汁是婴儿理想的营养来源，可以满足婴儿生长和发育的需要。世界卫生组织建议纯母乳喂养至6月龄，在引入其他食物满足婴儿生长发育需要的同时，可母乳喂养至2岁以上。

母乳喂养可在婴儿与母亲之间建立安全、爱的密切联系。因此，应积极促进和支持母亲用自己的乳汁喂养婴儿。

（一）母乳分泌基础

1.乳房结构、泌乳机理和婴儿的反射

(1)乳房结构

乳房包括乳头和乳晕、乳腺组织、支持性的结缔组织和脂肪、血液和淋巴管，以及神经（见图3-1和图3-2）。

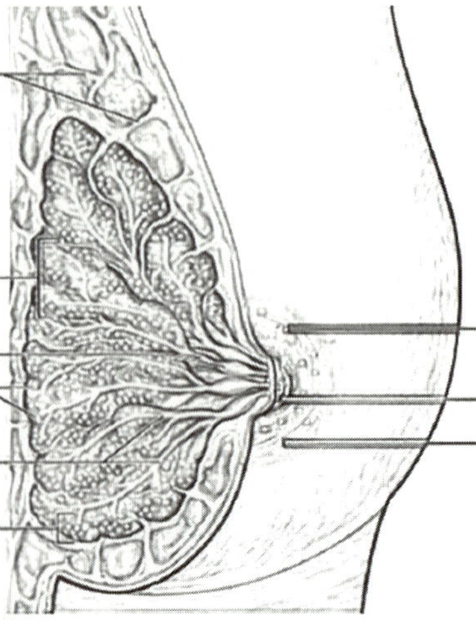

图3-1乳房结构大体图①

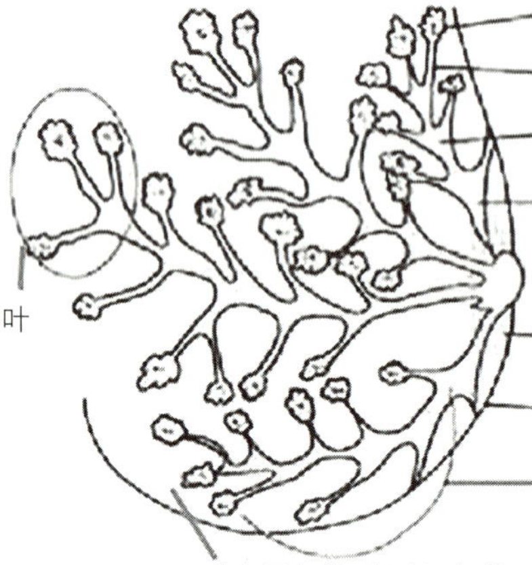

图3-2　乳房结构局部解剖图②

(2)泌乳机理

母乳喂养受催乳素(由脑垂体前叶分泌)和催产素(由脑垂体后叶分泌)直接影响,雌激素等一些激素间接参与乳汁分泌。婴儿吸吮乳房,神经冲动从乳头传到大脑(见图3-3)。

①② 中华预防医学儿童保健分会.婴幼儿喂养与营养指南[J].中国妇幼健康研究.2019,30(4):393.

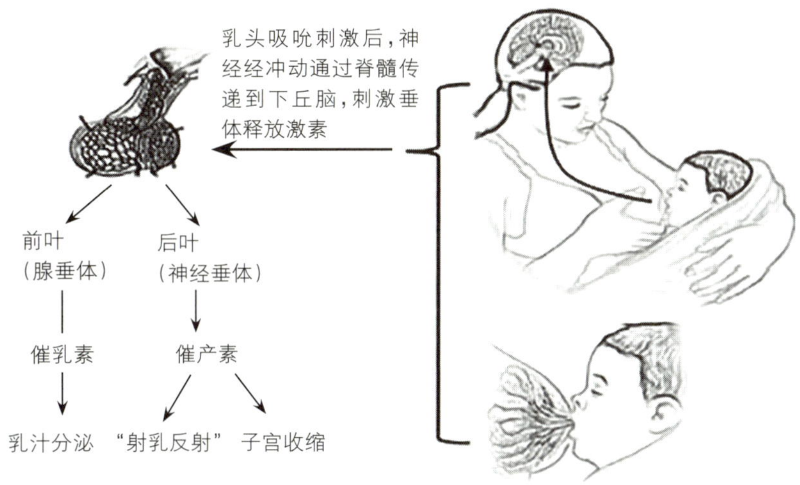

图3-3 母乳分泌机理图①

催乳素是分泌乳汁所必需的激素。孕期血液中催乳素水平显著升高，刺激乳腺组织生长发育，为分娩后乳汁的分泌做准备，此时，妊娠有关的孕激素和雌激素抑制了催乳素的活性，并不会分泌乳汁。分娩后，孕激素和雌激素水平迅速下降，在催乳素的作用下开始分泌乳汁。婴儿吮吸乳房时，血液中的催乳素水平升高，刺激腺泡细胞分泌乳汁。哺乳开始30分钟后，催乳素水平达到高峰，准备为下次哺乳分泌乳汁。最初数周，婴儿吮吸的频次越多对乳头的刺激越多，催乳素分泌也就越多。在建立母乳喂养的过程中，这一效果尤其重要。

数周之后，乳汁分泌仍然需要催乳素，但是催乳素水平和乳汁分泌量之间不再密切相关。然而此时如果母亲停止用母乳喂养婴儿，乳汁的分泌也将随吸吮次数的减少而逐渐终止。夜间催乳素产生多，所以夜间母乳喂养对于促进乳汁分泌尤其重要。催乳素可能会使母亲感到放松和想睡觉，因此夜间哺乳的母亲通常会休息得很好。婴儿吸吮还促使垂体对促性腺激素释放激素（GnRH）、促卵泡素、黄体生成素等激素的释放，这些激素抑制排卵和月经。因此，持续哺乳能够帮助推迟再次妊娠。催产素作用于腺泡周围的肌上皮细胞，使之收缩，使腺泡中存储的乳汁流入导管并充盈导管。催产素反射也被称为“射乳反射”。催产素比催乳素产生迅速，能使乳房内储存的乳汁流出，用于本次哺乳，帮助婴儿更容易吃到母乳。不仅在婴儿吸吮时催产素发挥作用，而且母亲想要哺乳的时候催产素也发挥作用。催产素反射受母亲的想法和感受影响，比如抚摸孩子、闻到孩子的气味或者看到孩子、听到孩子的啼哭，甚至想到孩子可爱的样子时会促进催产素反射。如果母亲非常疼痛或者情绪低落，就会抑制催产素反射，乳汁分泌会突然停止。如果母亲得到支持和帮助，感觉好起来，并且继续哺

① 中华预防医学儿童保健分会.婴幼儿喂养与营养指南[J].中国妇幼健康研究.2019,30(4):393.

乳，乳汁分泌也会恢复。催产素使母亲的子宫收缩，能减少产后出血。催产素还具有重要的心理作用，如使母亲心情平静、减少压力，还能加强母子之间的感情，促进亲子关系。

(3)孩子的反射

孩子的反射是良好地进行母乳喂养的基础。孩子主要有三个反射与进食有关，即觅食反射、吸吮反射和吞咽反射。觅食反射属于新生儿非条件反射，当轻轻触及孩子的口唇或颊部时，他会张大嘴并转头寻找乳房，来回伸舌，这就是觅食反射；当乳头触及孩子的腭部时，他会开始吸吮，这就是吸吮反射；当孩子嘴里充满乳汁时进行吞咽，这就是吞咽反射。这些反射不需要学习，是天生的。

(二)母乳中的营养成分

母乳营养生物效价高，易被婴儿利用。具体来说，主要包括以下营养成分。

1.蛋白质

母乳所含酪蛋白为β-酪蛋白，含磷少，凝块小；所含白蛋白为乳清蛋白，能促进乳糖蛋白形成；酪蛋白与乳清蛋白的比例为1:4，与牛乳(4:1)有明显差别，在胃中遇酸后形成的凝块小，易被消化吸收。母乳几乎无乳球蛋白，因而，婴儿产生过敏的概率显著低于标准婴儿配方奶喂养者。母乳含必需氨基酸的比例适宜，为必需氨基酸模式。母乳中含牛磺酸较牛乳更多，牛磺酸与胆汁酸结合，在消化过程中起重要作用，可维持细胞的稳定性。

2.碳水化合物

母乳中90%的碳水化合物为乙型乳糖(β-双糖)，对婴儿大脑发育有着十分重要的作用。具体有以下作用：乙型乳糖利于双歧杆菌、乳酸杆菌生长，并产生B族维生素；利于促进肠蠕动；乳糖在小肠远端与钙形成螯合物，降低钠在钙吸收时的抑制作用，避免了钙在肠腔内沉淀，同时乳酸使肠腔内pH下降，有利小肠钙的吸收。

3.脂肪

母乳含脂肪酶，使乳汁的脂肪颗粒易于消化、吸收。母乳含20%~25%的饱和脂肪酸—棕榈酸，其中70%在三酰甘油的Sn-2位置，在肠道被内生脂肪酶水解后生成单甘酯和游离脂肪酸后吸收。大部分婴儿配方奶的三酰甘油上的棕榈酸则在Sn-1、Sn-3位置，胰脂肪酶选择性水解Sn-1、Sn-3棕榈酸，产生2个游离棕榈酸。游离棕榈酸在肠道吸收差，与钙形成钙—脂肪酸皂，随粪便排出。钙—脂肪酸皂不溶于水，使大便硬结，也丢失棕榈酸与钙。母乳中脂肪球少，且含多种消化酶，加上婴儿吸吮乳汁时舌咽分泌的舌脂酶，有助于脂肪的消化，对缺乏胰脂酶的新生儿和早产儿更为有利。此外，母乳含不饱和脂肪酸较多，如亚油酸为540毫克/100千卡，胆固醇为22毫克/100千卡，在初乳中这些不饱和脂肪酸含量更高，这有利于婴儿脑和神经的发育。

4.矿物质

母乳中含有电解质浓度低，利于婴儿不成熟的肾脏发育，易被婴儿吸收，如母乳中钙、磷比例适当，含乳糖多，钙吸收好。母乳中含低分子量的锌结合因子配体，锌吸收利用率高，可达59.2%，且分娩1~2天内的初乳中含有大量的锌，是血锌的4~7倍，能促进大脑神经系统的发育。母乳中铁含量为0.075毫克/分升，虽然牛奶中为0.3毫克/分升，但母乳中铁吸收率(50%)高于牛奶(10%)，是各种食物中铁吸收最好的。此外，母乳中还含有丰富的铜，对保护婴儿娇嫩的心血管有很大作用。

5.维生素

母乳中维生素D含量较低，母乳喂养的婴儿应补充维生素D，并鼓励家长在婴儿出生后尽早开展户外活动，以促进皮肤的光照合成维生素D。母乳中维生素K含量亦较低，除鼓励乳母合理膳食，多吃蔬菜、水果以外，乳母应适当补充维生素K，以提高乳汁中维生素K的含量。总之，营养状况良好的母乳可以提供婴儿所需的其余的各种维生素。

(三)生物学作用

1.缓冲力小

母乳pH为3.6(牛奶pH5.3)，对酸碱的缓冲力小，不影响胃液酸度(胃酸pH0.9~1.6)，有利于酶发挥作用。

2.含不可替代的免疫成分(营养性被动免疫)

初乳含丰富的slgA，早产儿母亲乳汁的slgA高于足月儿。slgA含糖蛋白，可黏附于肠黏膜上皮细胞表面，能封闭病原体，阻止病原体吸附于肠道表面，并加速其排出体外，使其繁殖受抑制，保护消化道黏膜，抵抗多种病毒、细菌。slgA还有调理素的作用，能调动巨噬细胞，杀死病原体，减少溶菌内毒素对小肠的刺激。slgA还可增加婴儿其他系统的免疫力，如呼吸系统等。母乳中含有大量免疫活性细胞，初乳中含量更多，可以释放多种细胞因子而发挥免疫调节作用。母乳中的催乳素也是一种有免疫调节作用的活性物质，可促进新生儿免疫功能的成熟。母乳含较多乳铁蛋白，初乳中含量更丰富，是母乳中重要的非特异性防御因子，可抑制细菌的生长。母乳中的溶菌酶能增强抗体的杀菌效能。母乳的补体及双歧因子含量也远远多于牛乳。双歧因子能促进乳酸杆菌生长，使肠道pH达4.0~5.0，抑制大肠埃希菌、痢疾杆菌、酵母菌等生长。低聚糖是母乳中特有的，与肠黏膜上皮细胞的细胞黏附抗体的结构相似，可阻止细菌黏附于肠黏膜，促使乳酸杆菌生长。

3.生长调节因子

生长调节因子是指一组对细胞增殖、发育有重要作用的因子，如母乳中的牛磺酸、上皮生长因子、神经生长因子以及某些酶和干扰素等。牛磺酸为含硫的酸性必需氨基酸，可促进铁的吸收，对肺、视网膜、肝、血小板、脑，特别是发育中的脑和视网膜很重要。上皮生长因子，能促进未成熟的胃肠上皮细胞和肝上皮细胞生长、分化，从而影响小肠刷状缘酶的发育，参与调节胃液的pH值。神经生长因子能促进神经元生长、分化，控制其存活，从而调控交感和感觉神经元的生长。

（四）母乳喂养

1.母乳喂养的重要性

母乳喂养对孩子、母亲及家庭均有益处。

（1）对孩子

①母乳中含有充足的能量和营养素，为孩子提供适量、合理的蛋白质、脂肪、乳糖、维生素、铁和其他矿物质等，而且母乳中这些营养素更容易消化吸收。它可以为6个月以下的婴儿提供所需要的全部营养，为6~12个月的婴儿提供一半的营养，为12~24个月的婴幼儿提供1/3的营养。

②母乳中含有足够的水分，即使在非常干燥和炎热的气候下也可以满足婴儿的需要。

③母乳更卫生，且含有许多抗感染的物质，可以保护婴儿免受包括腹泻、肺炎和中耳炎在内的多种感染性疾病的影响。

④母乳喂养的孩子不易患糖尿病、心脏病、湿疹、哮喘、类风湿性关节炎和其他过敏性疾病，而且可以预防肥胖。

⑤母乳喂养可增进孩子和母亲之间的情感联系，并给予孩子温暖和关爱。

⑥母乳喂养可增强大脑发育、视觉发育和视力，为学习做准备。

（2）对母亲

①母乳喂养可以减少产后出血和贫血，促进产后尽快康复。

②纯母乳喂养具有避孕效果，可以抑制排卵并延缓生育力的恢复。

③母乳喂养可以降低乳腺癌和卵巢癌的发病风险。

④母乳喂养的母亲肥胖的较少，有助于母亲恢复正常身材。

（3）对家庭

①母乳喂养是经济的。

②母乳喂养可以减少孩子的疾病发生，因此可以减轻家庭的经济负担。

③母乳喂养方便，可以随时随地完成。

④母乳喂养可增进家庭的联系。

2.母乳喂养的方法

(1)成功的母乳喂养的要素

婴儿的吸吮是进行良好母乳喂养的基础。为使母乳喂养能顺利进行,需要母亲树立用自己乳汁喂哺婴儿的信心,家人予以充分支持,配合以适当的喂养姿势以及正确的婴儿含接乳房的方式。

①树立信心,家人支持

母亲应该认识到母乳喂养是一个自然过程,是大自然赐予母亲的伟大权力,健康的母亲产后都具备哺乳能力。绝大多数母亲能够产生足够的乳汁以满足自己婴儿的需求。乳汁合成量与婴儿的需求量及胃容量均有关,乳汁排空是乳房合成乳汁的信号。催产素反射促进乳汁排出,如果母亲身体不适或者情绪低落,就会抑制催产素反射,乳汁分泌会突然停止。如果母亲能及时得到支持和帮助,感觉(心情)好起来,并且继续哺乳,乳汁分泌也会恢复。

②良好的哺乳姿势和含接方式

不当的哺乳姿势和婴儿含接乳头方式可能会导致孩子无法摄入足够母乳,引起乳头疼痛、甚至损伤乳房组织。正确的哺乳姿势见图3-4,正确的乳头含接方式见图3-5。

哺乳要点:

①婴儿的头和身体呈一条直线;

②婴儿面向母亲并整个身体靠近母亲;

③婴儿的脸贴近母亲的乳房;

④婴儿的下巴触及乳房。

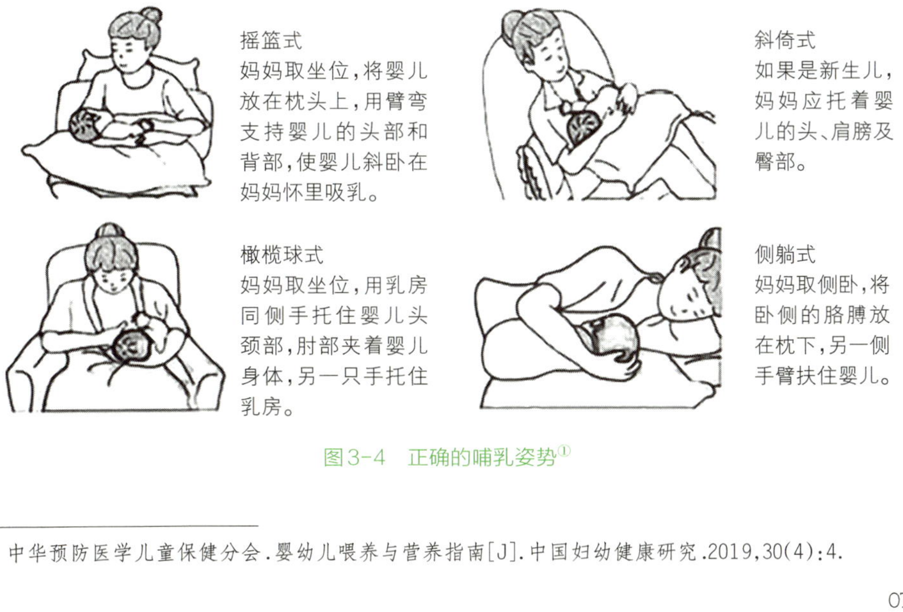

图3-4 正确的哺乳姿势①

① 中华预防医学儿童保健分会.婴幼儿喂养与营养指南[J].中国妇幼健康研究.2019,30(4):4.

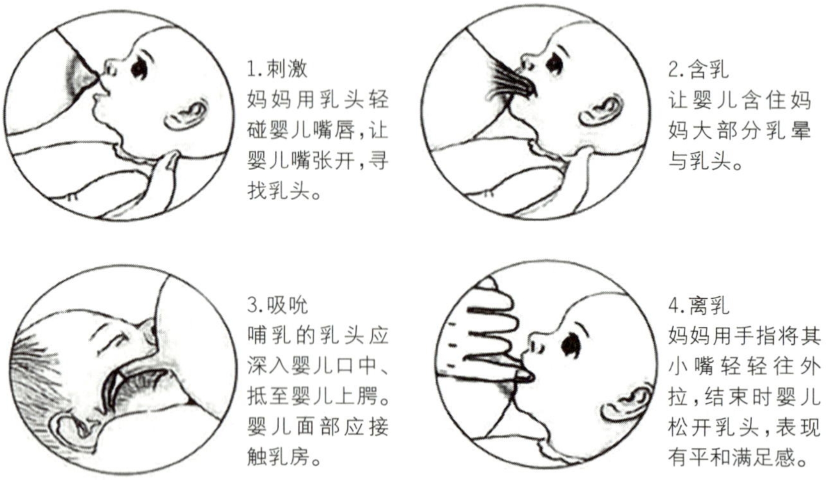

图3-5　正确的乳头含接方式[①]

乳头含接要点：

①嘴张得很大；

②下唇向外翻；

③舌头呈勺状环绕乳晕；

④面颊鼓起呈圆形；

⑤婴儿口腔上方有更多的乳晕；

⑥慢而深地吸吮，有时突然暂停；

⑦能看或听到吞咽。

3.开奶时间、喂养频率及时长

（1）产后最初几天对于成功持续母乳喂养的重要性

分娩后给新生儿第一次哺喂母乳的时间称为开奶。开奶时间越早越好，健康母亲产后1小时即可开奶。最初几日，分泌少量的淡黄色乳汁，称为初乳。母亲每天分泌的初乳量为45mL左右，新生儿的胃容量约为5mL，因此初乳完全能满足新生儿所需的全部营养。大多数母亲会在分娩2~3日后开始分泌更多的乳汁。最初数周，吮吸越多母乳分泌就越多，夜间哺喂母乳更能促进乳汁分泌。

（2）母婴同室、按需喂养

母婴同室可以方便母亲随时给孩子哺乳。当孩子有饥饿表现时，母亲应立即哺乳。孩子在饥饿时可能有如下表现：从睡眠中醒来，转动脑袋，好像是在寻找乳房一样，吮吸其手、嘴唇或舌头，哭闹等。 哺乳次数开始时1~2小时一次，以后2~3小时一次，逐渐延长至3小时左右一次，3个月后夜间睡眠逐渐延长，可

① 中华预防医学儿童保健分会.婴幼儿喂养与营养指南[J].中国妇幼健康研究.2019,30(4):4.

以省去一次夜奶，喂哺次数每天应不少于8次。6个月后随着辅食添加，哺乳次数可逐步减少。

(3)根据婴儿的情况可在不同时间母乳喂养

每个孩子每次喂奶持续的时间可不同。例如，一些母亲可在5分钟内完成一次哺乳，但有些母亲可能需要20分钟或更长时间。

(4)推荐每次母乳喂养时让孩子先吮吸／吸空一侧乳房

每次母乳喂养时让孩子先吸空一侧乳房，然后母亲可观察孩子是否想要吮吸对侧乳房。当母亲下次进行母乳喂养时，便可从另一侧乳房开始。每次轮换开始吮吸的乳房有助于母亲的双侧乳房都能持续分泌乳汁。

4. 如何观察母乳喂养情况

通常情况下，判断母乳喂养是否良好，可以参考婴儿的大小便情况和生长发育这两个客观指标。

(1)大便

如果喂养适当，婴儿则应在出生后约3日内排空胎便，并逐渐转为正常大便，这个过程与乳汁生成Ⅱ期(即乳汁分泌增加期)的开始时间正好吻合。出生4日后，大多数婴儿每日排便3次或更多，且排便时间通常与哺乳时间同步。到出生后第5日，大便应为浅黄色并有颗粒物。胎便排出延迟表明可能有乳汁生成延迟或无乳汁生成、哺乳管理不佳、乳汁排出不畅等情况。

(2)小便

一般出生后第1个24小时中排尿1次，之后24小时增加至2~3次，第3日和第4日为4~6次／日，第5日及之后为6~8次／日。排尿次数减少，尿液呈深黄或橙色，或尿布中有砖红色尿酸盐晶体时，通常表明婴儿的液体摄入量不足，如果增加液体摄入量后这种情况仍不能改善，应及时就医。

(3)体重

婴儿出生后体重减轻是正常现象(生理性体重减轻)，预计下降比例为出生体重的5%~7%。正常婴儿出生后5日左右随着吃奶量的增加会停止体重下降，生后1~2周龄时体重通常会恢复其出生时的水平。一般在3~4月龄时达到出生体重的2倍。1岁时一个母乳喂养并合理添加辅食的婴幼儿，体重约是出生体重的2.5~3倍。但是除了看当前的体重值之外，还要连续监测婴儿的体重变化，并用体重值绘制婴儿生长发育曲线，通过生长变化趋势判定喂养状况是否合理。

5. 哺乳母亲膳食安排及喂奶期间注意事项

(1) 增加进食量

当母亲哺乳时，其身体会努力运转以产生乳汁，因此需要额外的能量。哺乳母亲需要比非哺乳母亲吃得更多。

(2)增加液体摄入量

哺乳母亲需要确保自己饮入足量的液体，应多饮水，每日餐食中应有汤汁或稀粥，如鱼肉汤、蔬菜豆腐汤、小米粥等。如果哺乳母亲出现口干或深色尿液，可能需要饮入更多的液体。部分哺乳母亲的体会是：哺乳前半小时喝汤或饮水，哺乳时随时喝汤或饮水均会对增加奶量有所帮助。

(3)营养素补充

根据进食习惯，部分母亲需使用多种维生素或矿物质补充剂。如果哺乳母亲的日常膳食能达到食物多样、平衡膳食、合理营养，通常不需要使用矿物质维生素补充剂。但是，膳食单一，缺少畜肉、鸡肉、鱼肉和奶制品的情况下，建议哺乳母亲常规服用多种矿物质维生素补充剂。如果在分娩后发生贫血，需要服用含铁的营养素补充剂。母亲还需要确保自己每日获得充足的钙和维生素D，也可增加饮奶量，多晒太阳，以保持骨骼强壮。

(4)避免某些食物

由于汞污染问题与深海鱼有关，哺乳母亲应该避免食用某些含有大量汞的鱼类，汞是一种可通过乳汁进入婴儿体内的重金属元素，对婴儿的脑部和神经系统可造成不可逆的损伤。含有大量汞的鱼类包括：剑鱼、青花鱼、方头鱼等。哺乳母亲可进食含汞量少的鱼肉和其他海产食品，如虾、淡金枪鱼罐头、鲑鱼、鳕鱼、鲶鱼，但一周不要超过2次。有过敏史的哺乳母亲应回避有过敏风险的食物。

(5)避免使用某些药物

部分药物可能影响乳汁生成量或对婴儿造成伤害，例如，某些激素类口服避孕药可使乳汁生成减少。哺乳母亲因病需要服药时，不可盲目服用，需要在医生指导下确认该药在母亲哺乳时使用安全。如果必须服用某些可能影响喂哺婴儿的药物时，需要考虑中止母乳喂养。

(6)饮酒

哺乳期饮酒，乙醇可通过母亲的乳汁进入婴儿体内。饮入1标准杯(相当于含17g酒精，啤酒约340g，11度红酒约142g，40度白酒约43g)的酒后，母亲的身体大约需要2个小时才能将乙醇清除。建议哺乳期间，不要饮酒。

(7)吸烟

哺乳的母亲都应该戒烟，因为父母吸烟的孩子可出现呼吸问题、肺部感染或耳部感染。而且，吸烟可能影响泌乳量，使乳汁生成量降低。哺乳母亲和婴儿的生活环境应避免被动吸烟。

(8)含咖啡因的饮料

部分咖啡因可通过乳汁进入婴儿体内。如果母亲每日喝咖啡超过3杯,婴儿可因为咖啡因而出现烦躁或难以入睡。一些比较敏感的婴儿对很微量的咖啡因即会出现反应,所以需要谨慎对待。

6.母乳储存的条件和时间

母亲患乳腺炎时,由于疼痛不愿意用患侧的乳房哺乳,婴儿也可能拒绝吸吮患侧乳房,此时,挤出乳汁很必要,如果乳汁留在乳房中,很可能会发生脓肿。另外,如婴儿吸吮能力弱、泌乳量过多、母亲外出或上班等情况下,可将多余的乳汁储存起来备以后需要时用。

哺乳期膳食指南

(1)挤奶

挤奶一般有两种方法,手工挤奶和吸奶器吸奶。

1)手工挤奶是用双手拇指和食指放在乳晕后方朝向胸壁按压,然后有节律地朝乳头方向挤压,母亲也可以在婴儿吸吮母乳时采用这一节律性挤压来促进乳汁排出。

2)吸奶器吸奶建议使用手动或电动吸奶器帮助吸奶,尤其是模拟泌乳过程的电动吸奶器,哺乳母亲可根据自己的感觉调整吸奶的频率和强度,使吸奶的过程不造成乳房损伤。

3)安排挤奶频率。哺乳母亲要根据婴儿的月龄和对奶的需求量相应地安排挤奶频率和时长。通常情况下,挤奶次数是随着婴儿月龄的增加而减少的。

(2)挤出的母乳的储存和加热

表3-1 吸出母乳的保存条件和允许保存时间

保存条件和温度	允许保存时间
室温存放(20℃~30℃)	4小时
存储于便携式保温冰盒内(15℃以上)	24小时
储存于冰箱保鲜区(4℃左右)	48小时
储存于冰箱保鲜区,但经常开关冰箱门(4℃以上)	24小时
冷冻室温度保持于-15℃~-5℃	3~6个月
低温冷冻(低于-20℃)	6~12个月

1)储存条件:室温25℃~27℃下可贮存3小时,冷藏室贮存3日,冷冻室贮存不超过3个月。

2)冷藏、冷冻乳样的加热过程

解冻、加热从冷冻室或冷藏室取出的母乳时务必要缓慢，不要用微波炉来解冻或加热母乳，可以通过流动的水或放在冷藏室过夜来解冻，再把奶瓶放在装有温水(40℃以下)的容器里加热，给婴儿喂母乳前，务必要检查其温度。

(3)母乳喂养常见问题及对策

1)乳汁生成不足的原因

儿乎每个母亲都能分泌足够喂哺一个甚至两个婴儿的乳汁。有时候婴儿吃不到足够的母乳，常常是因为吸吮不够或没有进行有效的吸吮，很少是因为母亲泌乳不够的原因。另外，妊娠期间乳房发育不良，哺乳母亲既往接受过乳房外科手术、隆胸术，或使用了可能减少乳汁生成的药物(如：多巴胺受体激动剂等)，或睡眠不良、情绪不好、抑郁、食物摄取量不足、多种营养素缺乏等因素常常会影响乳汁生成不足。泌乳的影响因素如图3-6。

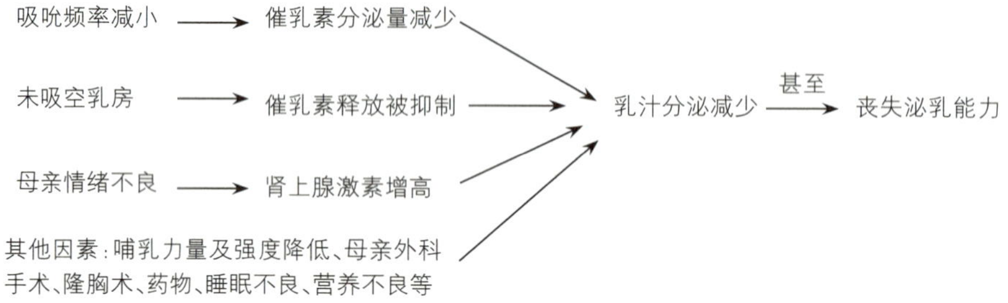

图3-6　乳汁分泌的影响因素[1]

2)吸奶困难的原因

产后早期喂养习惯不良是母乳摄入不足的最常见原因。这些不良习惯包括衔乳不当、母婴分离、喂养次数不够，以及使用婴儿配方食品(奶粉)。婴儿口腔运动或神经系统异常也可导致母亲乳房排空不足。相较于足月儿，晚期早产儿(胎龄34~37周)经常出现喂养困难。因此，需要对他们进行密切监测，以成功建立母乳喂养。

知识链接

母乳喂养禁忌与特殊情况下的母乳喂养

母乳是婴儿最理想的天然食物，但当母亲患有某些传染病或因某些疾病服用药物或接受化学物质治疗时，继续母乳喂养有可能损害婴儿健康；另外，如婴儿患有某些代谢性疾病，由于不能代谢母乳中的某些营养成分也会造成损害，此时应避免母乳喂养。不宜母乳喂养的情况如下：

① 中华预防医学儿童保健分会.婴幼儿喂养与营养指南.2019,30(4):6.

(1)母亲感染人类免疫缺陷病毒(HIV)不宜哺乳;

(2)母亲感染人类嗜T细胞病毒(HTLV)Ⅰ型或Ⅱ型不宜哺乳;

(3)母亲乳房存在单纯疱疹病毒感染病灶不宜哺乳;

(4)母亲患有活动性肺结核未经有效治疗,不宜哺乳;

(5)母亲工作环境中接触放射性物质或接受放射性同位素诊断或治疗,不宜哺乳;

(6)母亲吸毒或滥用药物,不宜哺乳;

(7)母亲患有严重疾病(如慢性肾炎、恶性肿瘤、精神病、癫痫等)不宜哺乳。

当不能确定是否存在母乳喂养禁忌时应咨询专科医生。

阶段小结:

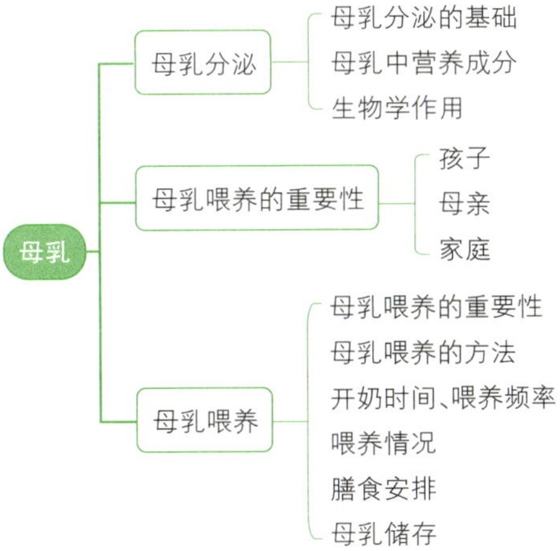

二、配方奶

当婴儿因各种原因而不能进行母乳喂养时,需采用标准婴儿配方奶喂养。在所有的可获得的代乳品中,婴儿配方奶是较为适合婴儿营养需要和消化、代谢特点的婴儿食物。婴儿配方奶是根据营养学资料,经过一定配方设计和工艺处理而生产的一种食品,能基本满足6月龄以内婴儿生长发育的营养需求。

(一)标准配方奶选择

未加工的兽乳乳糖含量低、宏量营养素比例不当、肾负荷重、缺乏免疫因子,不适合婴儿的消化道、肾脏发育水平及免疫功能。人类利用现代科学技术将兽乳改造(主要是牛乳),使宏量营养素成分尽量“接近”母乳,使之适合婴儿的消化能力和肾功能,如降低其酪蛋白、无机盐的含量;添加一些重要的营养素,如乳清蛋白、不饱和脂肪酸、乳糖;强化婴儿生长时所需要的微量营养素,如核苷酸、维生素A、维生素D、胡萝卜素和微量元素铁、锌等。改造后的兽乳为标准婴儿配方奶,应按婴儿的年龄段选用。

酪蛋白是牛乳的主要蛋白质，乳清蛋白是母乳的基础蛋白质。因此，目前已发展含较多乳清蛋白的婴儿配方奶。但婴儿配方奶中的乳清蛋白与母乳乳清蛋白仍有差别，主要是氨基酸和蛋白质成分的不同。牛乳为基础的配方奶中蛋白质供能为9%，脂肪供能48%~50%，碳水化合物供能40%~45%。因此，牛乳为基础的配方奶脂肪较低，而碳水化合物、蛋白质、矿物质则高于母乳。

美国儿科学会（AAP）营养委员会不建议用全牛乳、低脂或脱脂乳喂养婴儿，也不建议给婴儿喂羊乳。羊乳的营养价值与牛乳大致相同，但因羊乳中铁、叶酸、维生素C、维生素B等营养素不足，长期哺喂易致巨幼红细胞性贫血等。同时，羊乳对婴儿的肾负荷高于牛乳。现在有部分商家的羊乳制品强化了维生素D和叶酸等营养成分。另外，马乳的蛋白质和脂肪含量少，能量低，不宜婴儿长期哺用。人乳与各种动物乳成分比较见表3-2和表3-3。

表3-2　人乳与各种动物乳成分比较（单位：g/L）

	蛋白质	酪蛋白	白蛋白	脂肪	糖	盐
人乳	12	4.0	8.0	38	68	2.0
牛乳	35	30	5.0	37	46	7.5
羊乳	40	32	8.0	48	48	8.5
马乳	25			19	62	5.0

表3-3　不同乳类矿物质的比较

矿物质	人乳	牛乳	羊乳	配方奶*
钙（mg/100g）	35	120	130	49
氯（mg/100g）	43	95	130	43
铜（ug/100g）	39	20	50	61
镁（mg/100g）	3	13	14	41
磷（mg/100g）	15	95	110	38
钾（mg/100g）	51	152	204	71
钠（mg/100g）	17	49	50	18

注*：ug/100g=微克/100g乳

（二）特殊配方奶

当婴儿有某些疾病的情况下，特殊的配方奶品对婴儿既有营养作用，又有治疗作用。

1.深度水解配方奶或氨基酸配方奶

人乳喂养的牛奶过敏婴儿，建议继续人乳喂养，但母亲应回避含牛奶蛋白的食物。由于牛奶回避可能影响母亲的营养素摄入，故哺乳期母亲也应定期进行营养评估。非人乳喂养的牛奶过敏婴儿，可选用氨基酸配方奶或深度水解蛋白配方奶。氨基酸配方奶不含肽段，完全由游离氨基酸按一定配比制成，是牛奶过敏婴儿的理想食物。深度水解配方奶是将牛乳蛋白通过加热、超滤、水解等特殊工艺使其形成二肽、三肽和少量游离氨基酸的终产物，大大减少了过敏原独特型表位的空间构象和序列，从而显著降低抗原性。因深度水解配方奶口感较氨基酸配方奶好，且>90%的患儿可耐受，故中度食物过敏可考虑首选深度水解配方奶。若患儿不能耐受深度水解配方奶或为重度牛奶过敏或多食物过敏时，应选用氨基酸配方奶。

2.无乳糖配方奶

对有乳糖不耐受的婴儿应用无乳糖配方奶，即以大豆或牛乳为基础的无乳糖替代配方奶。碳水化合物来源以蔗糖、葡萄糖聚合体、麦芽糖糊精、玉米糖浆替代乳糖，其他成分同常规牛奶配方。无乳糖配方奶用于先天性乳糖酶缺乏、原发性乳糖酶缺乏、半乳糖血症及继发乳糖不耐受的婴儿。因乳糖不仅提供婴儿生长所需要的能量，同时也是婴儿食物纤维来源，有益于小肠有益菌的生长，有助于肠道钙的吸收。所以当婴儿长期限制乳糖摄入时，需补充钙。

3.低苯丙氨酸配方奶

苯丙酮尿症是一种常见的氨基酸代谢病，是由于苯丙氨酸代谢途中的酶缺陷，使得苯丙氨酸不能转变为酪氨酸，导致苯丙氨酸及其酮酸蓄积，并从尿中大量排出。本病主要临床特征为智力低下等。如果能得到早期诊断和早期治疗，则前述临床表现可不发生，婴儿智力正常。诊断一旦明确，应尽早给予低苯丙氨酸配方奶。

4.高能量密度配方奶

由于能量摄入不足引起的营养不良或生长迟缓的婴儿应在医生指导下使用高能量密度配方奶。

（三）配方奶调配方法

规范的配方奶调配方法在保证婴儿营养摄入中至关重要，即需要“整勺”“刮平”。一般市售婴儿配方奶多配备标准规格的专用小勺。如盛4.4克婴儿配方的专用小勺，1平勺宜加入30毫升温开水；盛8.8克婴儿配方的专用小勺，1平勺宜加入60毫升温开水(重量比均为1:7)。1平勺为自然舀后刮平，若摇或磕“平”可能使配方奶重量增加，冲调后的配方奶浓度增加。“1/2”平勺与“1/3”平勺无法估计水量,往往会增加浓度。

过浓或稀释的配方奶均会影响婴儿营养状况。如有的家长为婴儿冲调配方奶600毫升/天,正常应消耗配方奶约88克/天,但婴儿实际消耗配方奶120克/天,可初步判断配方奶调配过浓(抖平、半勺)。配方奶过浓会使超过哺乳间隔时间的婴儿仍无饥饿感、大便干、不消化,最重要的是配方奶过浓会使肾脏负荷过重,对婴儿不成熟的肾脏产生潜在损伤。如婴儿体重不足、冲调后的配方奶量"高"于实际消耗配方奶量时,多为配方奶冲调稀释(过多水),长期使用稀释的配方奶会导致婴儿营养不良。

(四)摄入奶量估计

实际工作中为正确指导家长或评价婴儿的营养状况,常常需要估计婴儿配方奶的摄入量。婴儿的体重、推荐摄入量(RNIs)以及配方制品规格是估计婴儿摄入奶量的必备资料。一般市售婴儿配方奶100克供能约500千卡。我国居民膳食营养素参考摄入量表推荐,婴儿推荐摄入能量为90千卡/千克×天,故需婴儿配方奶约18克/千克×天或135毫升/千克×天。按规定调配的婴儿配方奶,其营养成分中的蛋白质与矿物质浓度接近母乳,只要摄入适当,总液体量亦满足需要,喂哺后婴儿可安静玩耍、睡觉;婴儿体重身高增长正常,大小便正常。

知识链接

部分母乳喂养

母乳与婴儿配方奶或其他食物同时喂养婴儿为部分母乳喂养。母乳与配方奶喂养有两种情况。

1.补授法

4月龄内的母乳喂养婴儿体重增加不满意时,常常提示母乳不足。此时配方奶(或其他乳制品)补充母乳喂养为补授法。补授时,母乳哺喂次数一般不变,每次先喂母乳,将两侧乳房吸空后再以配方奶补足母乳不足部分有利于刺激母乳分泌。补授的乳量由婴儿食欲及母乳量多少而定,即"缺多少补多少"。

2.代授法

母乳喂养婴儿至6月龄时,为断离母乳逐渐引入配方奶(或其他乳制品)替代母乳,为代授法。即在某一次母乳哺喂时,有意减少哺喂母乳量,增加配方奶量,逐渐代替此次母乳量。依此类推直到完全替代所有的母乳。

6月龄内的婴儿母乳量不足时,如用代授法,减少了母乳哺喂次数,乳头得到的刺激减少,乳汁分泌会降低。6月龄以后如用补授法,婴儿易眷恋母亲,难以断离。

阶段小结

- 配方奶
  - 标准配方奶选择
  - 特殊配方奶
    - 深度水解配方奶或氨基酸配方奶
    - 无乳糖配方奶
    - 低苯丙氨酸配方奶
    - 高能量密度配方奶
  - 配方奶调制
  - 摄入奶量估计
    - 婴儿体重
    - 推荐摄入量
    - 配方制品规格

三、辅食添加

随着年龄的增长，婴儿消化道功能、神经、心理发育逐渐成熟，需要进入由出生时的纯乳类喂养向成人固体食物转换的过渡期，培养对各类食物的喜爱和自己进食的能力，达到应答式喂养。

半固体、固体食物是适合婴儿营养需求和进食技能的除乳类以外的其他食物，常称为辅食。辅食是母乳喂养期间给予婴儿母乳之外的其他食物，以补充母乳营养的不足。辅食必须是富含营养的食物，而且数量充足，才能保障和促进婴儿的健康和生长发育。同时，母乳喂养仍然是营养素和某些保护因子的重要来源，在添加辅食期间仍要做好母乳喂养。

半固体食物，特别为婴儿制作的或家庭自制的富含营养素可调成泥状的食物，为婴儿第一阶段的非乳类食物，包括强化铁的米粉、蔬菜泥（根块类、瓜豆类蔬菜）、水果泥。

固体食物为婴儿第二阶段的非乳类食物，除提供婴儿营养需求外，也有益于婴儿咀嚼、吞咽功能的发育。如颗粒状的食物、熟软的碎菜、水果片、指状或条状软食（蔬菜、水果、肉类）。

1.辅食添加的重要性

辅食添加是婴幼儿从液体类食物逐步转化过渡为普通固体食物的一个特殊重要阶段，这个过程基本在6~24月龄完成。辅食添加不仅为婴幼儿提供营养，还与饮食习惯养成、心理行为发展密切相关。因此，其意义是多方面的。

（1）满足婴幼儿对营养不断增长的需求

随着婴儿月龄增长到6个月，母乳所提供的营养，包括能量、蛋白质、维生素A、铁和其他微量营养素，已不能完全满足婴儿生长发育的需要，需要及时添加辅食。婴儿辅食添加不足具导致婴儿营养不良的重要原因，而且其影响具有长期性。

(2)促进进食及消化能力的发育,培养良好饮食习惯

适时进行辅食添加,使婴儿逐渐适应不同的食物,促进味觉发育,锻炼咀嚼、吞咽、消化能力,培养婴儿良好的饮食习惯,避免挑食、偏食等都有重要意义。同时,随着年龄的增长,适时添加多样化的食物,能帮助婴儿顺利实现从哺乳到家常饮食的过渡。

(3)促进婴儿心理行为发育

从被动的哺乳逐渐过渡到自主进食,也是婴儿心理和行为发育的重要过程。在这一过程中,引入其他食物发挥了基础作用。同时,喂食、帮助婴儿自行进食以及与家人同桌吃饭等过程都有利于亲子关系的建立,有利于婴儿情感、认知、语言和交流能力的发育。

2.辅食添加的基本原则

婴儿的生长发育及对添加食物的适应性存在一定的个体差异,引入其他食物的时间、种类、数量以及快慢等应根据婴儿的具体情况灵活掌握,循序渐进。一般而言,应遵循以下原则。

(1)辅食添加的适宜年龄

对于大多数婴儿来说,满6个月是开始引入其他食物的适宜年龄。其理由如下:①对别人吃东西感兴趣,并且能够自己拿食物;②喜欢将一些东西放到嘴里;③能更好地控制舌头,使食物在口中移动;④开始通过上下颌的张合运动进行咀嚼。

当婴儿出现下列3种情况时,可以提前进行辅食添加,但不应早于4个月。

①母乳已经不能满足婴儿的需求,婴儿体重增加不理想;②婴儿有进食欲望,看见食物会张嘴期待;③婴儿口咽已经具备安全地接受、吞咽其他食物的能力。

过早(4个月前)、过迟(8个月后)引入其他食物均会造成不良影响。

1)过早引入其他食物的危害

①因引入其他食物,减少了母乳的摄入。②因给予方便喂养的稀粥或汤而导致营养素不足。③因母乳中的保护因子减少而增加患病的危险。④因辅食不如母乳清洁或难以消化而增加腹泻的危险。⑤因婴儿不能很好地消化吸收非人体蛋白而增加过敏性疾病的危险。⑥因母乳喂养次数少而增加母亲再次怀孕的危险。

2)过迟引入其他食物的危害

①错过婴儿味觉敏感期,导致以后的喂养困难。②婴儿未能得到所需额外食物来满足生长发育需要,导致生长发育减慢。③婴儿因得不到足够的营养

素，发生营养缺乏性疾病，如缺铁性贫血等。

（2）继续母乳喂养

在引入其他食物期间，母乳喂养仍然是营养素和某些保护因子的重要来源，不能完全断掉母乳。引入其他食物前期阶段一般不应影响奶量的摄入，随着食物数量、质量的增加，引入其他食物中后期会相应地减少乳类的摄入。

（3）由一种到多种

开始引入其他食物时，要一种一种地逐一添加，当婴儿适应了一种食物后再开始引入另一种新食物。这样有助于观察婴儿对新食物的接受程度及其反应，特别是对食物的消化情况和过敏反应。一种食物一般要适应5~7天后再考虑添加另一种新的食物。

（4）由少量到多量

开始添加的食物可先从每天1次开始，之后逐渐增加次数2~3次。每餐食物的数量也由少到多，逐步增加，例如刚开始添加1/2勺米粉和菜泥，渐渐增加到2~3勺。

（5）由细到粗

与婴幼儿的咀嚼、吞咽能力相适应，早期添加的辅食应是细软的泥糊状食物，逐步过渡为粗颗粒的半固体食物，当婴幼儿多数牙齿特别是乳磨牙长出后，可给较大的团块状固体食物。

（6）单独制作

婴儿食物宜单独制作，不加盐、糖和其他调味品。除了家庭不方便制作的含铁米粉、含铁营养包外，婴儿辅食可挑选优质食材在家庭中单独烹制。注意制作过程的卫生，现做现吃，不喂存留的食物。

（7）按需喂养

婴儿的饭量、进食节奏均存在个体差异。一些儿童很容易习惯新食物，而另一些儿童对于接受一种新食物需要更长时间，甚至要尝试10多次才能接受。照护者要善于观察了解婴儿的膳食需求和进食状态，适时调整喂养节奏，个体化地满足婴儿的膳食需求。定期检测其身长、体重等体格指标，以判断其是否摄入了充足的膳食营养。

（8）顺应喂养

照护者应以积极、主动的态度及时回应婴儿的进食提示和信号，以微笑、眼神交流和鼓励的话语积极回应婴儿的进食；注意尝试不同的食物组合、口味和质地，要缓慢和耐心地喂养；如果婴儿停止进食时应先等待，然后再次尝试喂食；根据婴儿发育水平，适时帮助婴儿自主进食，练习手抓、用勺、用杯进食以增加婴儿进食的兴趣；积极鼓励婴儿的进食行为但不强迫进食，避免用食物作为安慰和行为奖励。

3.辅食添加的方法

从开始辅食添加到婴幼儿完全能够自主进食普通食物，约历时1年半左右，是一个极其重要而十分复杂的过程。按照婴儿对食物接受和摄入的一般进程，把其划分为以下四个阶段。

（1）初始阶段（6个月）

初始阶段是照护者尝试让婴儿感受其他食物、接受其他食物和练习咀嚼、吞咽等摄食技能的过程。这个过程有较大个体差异，一般需1个月左右时间完成。

①继续母乳喂养

强调母乳喂养的重要性，母乳充足者不要用婴儿配方奶替代母乳。每天为婴儿提供约800~1000毫升的奶。

②其他食物种类

初始阶段添加的食物，应是容易吞咽和消化，不容易导致过敏的食物。强化铁的食物，如强化铁的米粉等；蔬菜类如白萝卜泥、胡萝卜泥、南瓜泥、西红柿泥、菠菜泥等均是常见的选择；水果类常见的有苹果泥、香蕉泥、梨子泥、木瓜泥等。

③食物质地

米粉可用乳汁或温水调制成泥糊状，避免过稀过稠；蔬菜、水果处理后均捣成泥状，方便吞咽。喂时用勺子将食物送在婴儿舌体的前端，让婴儿自己通过口腔运动把食物移动到口腔后部进行吞咽；避免把食物直接送到舌体后端，否则容易造成卡噎或引起恶心、呕吐。

④餐次食量

开始1天1次，每次1~2勺米粉或蔬菜、水果泥。每次只添加一种，注意观察婴儿添加辅食后的反应。观察5~7天无不良反应后再添加另一种辅食。随时间推移，逐渐增加到1天2次。

（2）第二阶段（7~9个月）

这个阶段婴儿多数已经萌出了切牙，具有一定的咀嚼、吞咽能力，消化能力也在提高。可进一步增加婴儿辅食的种类和数量，达到代替1~2次母乳的程度。

①继续母乳喂养

每天母乳喂养至少3~4次，为婴儿提供约700~800mL的奶。

②辅食种类

在前期辅食的基础上，适当增加谷薯类食物、蔬菜和水果的种类；注意食物的能量密度和蛋白质的含量，富铁食物、深色蔬菜优先。可加高蛋白食物包括动物性食物，如蛋黄、畜禽类、鱼类和豆类等。红肉、肝泥、动物血中的铁含量丰富且易于吸收，而蛋黄及植物类食物中的铁吸收率较低。根据辅食种类搭配或烹制需要可添加少许油脂，以植物油为佳，数量应在10g以内。推荐应用辅食营养补充品（营养包）。

③食物质地

从泥状逐渐过渡到碎末状的食物，相应适当增加食物的粗糙度，如从蔬菜、水果泥到软的碎末状水果和蔬菜。可给8个月婴儿提供一定的手抓食物，如手指面包，蒸熟的蔬菜棒（块）以锻炼婴儿的咀嚼和动手能力。婴儿9个月后基本可用杯子进食液体食物。

④餐次食量

每天辅食喂养2次。谷薯类食物，如面条、粥或土豆等3~8勺；动物类、豆类食物如蛋黄、红肉、鸡肉、鱼肉、肝脏、豆腐等3~4勺；蔬菜、水果类1/3碗。此时，婴儿具备了一定的手眼协调能力，为其提供手抓进食的机会，能提高婴儿自主进食的兴趣和积极性。辅食添加是一个由少到多的渐进过程，推荐量只是达到稳定状态的平均量，婴儿生长发育迅速，个体差异较大，实际喂养中应视婴儿个体情况，按需喂养。通过定期测查婴儿体重、身长等进行生长发育评价，可衡量喂养是否满足了婴儿的营养需要。

（3）第三阶段（10~12个月）

通过前两个阶段的食物添加，婴儿已经适应了多数常见食物并且达到了一定进食数量，手眼协调摄取食物的能力得到发展，口腔咀嚼、翻动、吞咽食物的能力更加熟练。该阶段应进一步强化喂养模式，培养良好的饮食习惯。

①继续母乳喂养

每天母乳喂养不少于2~4次，提供约600~700mL的奶。

②食物种类

继续添加各种谷类食物如软米饭、手抓面包、磨牙饼干，豆类食物如豆腐、动物性食物如蛋黄、畜禽类、鱼类食物以及常见蔬菜和水果等。

③食物质地

婴儿长出了乳牙，能处理更多粗加工食物。由泥状、碎末状食物逐渐过渡到碎块状、指状食物。但要避免进食不容易弄碎或过滑的食物，如鱼丸、果冻、爆米花等，以免引起窒息或其他意外。

④餐次食量

根据婴儿需要增加进食量。一般每天2~3次，加餐1次。进食量为每天谷薯类1／2~3／4碗，动物类食物包括蛋黄、红肉、禽肉、鱼肉等4~6勺；蔬菜类和水果类各1／2碗。让婴儿与照护者同桌吃饭，在照护者帮助下练习用勺进食，用杯子喝水，让进餐过程变得有趣，增强婴儿进食的积极性和主动性。以上推荐量只是达到稳定状态的平均量，实际喂养中应视婴儿个体情况，按需喂养。通过定期测查婴儿体重、身长等进行生长发育评价，可衡量喂养是否满足了婴儿的营养需要。

(4)第四阶段(13~24个月)

多数婴幼儿1岁后乳磨牙开始萌出，咀嚼能力明显提高，也具备较好的运动协调能力、一定的认知能力和自控能力，该阶段是进一步锻炼自主进食能力、培养巩固良好饮食习惯的重要时期。

①继续母乳喂养

提供400~600mL奶，母乳不足时或已经没有母乳者，以适合婴幼儿年龄段的配方奶作为替代。也可摄入一定量的鲜牛奶、酸奶等。

②食物种类

普通食物(辅食)已经占据食量的一半以上，逐步成为婴幼儿食物的主体。除了前述谷薯类、动物类、蔬菜和水果类外，一些容易引起过敏的食物包括鸡蛋白、贝壳类(如虾、蟹)、花生和坚果类(如杏仁、腰果和核桃)等食物已经可以尝试添加，但要适当粉碎加工，方便食用，并注意观察婴幼儿添加后的反应。注意口味清淡，每天油脂的量不高于15g，食盐量低于1.5g，避免刺激性的食物。推荐应用辅食营养补充品(营养包)。

③食物质地

尝试各种较大块的家常食物如各种肉块、水果、果干或大块蔬菜等，进一步锻炼婴幼儿咀嚼、吞咽能力。但此时婴幼儿牙齿、咀嚼和吞咽能力尚在发育过程中，食物的质地要比成人的食物相对松软一些，质地太硬的食物会引起咀嚼、吞咽困难。

④餐次食量

每日3餐，每餐1碗，另加餐2次(在两次正餐之间各加1次)。辅食数量大约是：每天谷物类3／4碗~1碗，鸡蛋、红肉、禽肉、鱼肉约6~8勺，蔬菜类和水果类各1／2~2／3碗。让婴幼儿和照护者同桌吃饭，培养进食节律和良好饮食习惯。鼓励婴幼儿用勺、手拿等方式自主进食，以期到2岁时婴幼儿能够完全自主进食。进餐时间一般控制在20分钟内，最长不超过30分钟。避免吃饭时玩游戏、看电视等。

表3-4 辅食添加进程①

年龄阶段		6个月	7~9个月	10~12个月	13~24个月
食物质地		泥糊状	泥状、碎末状	碎块状、指状	条块、球块状
辅食餐次		1~2次	每天2次 每次2/3碗	每天2~3次 每次3/4碗	每天3次 每次1碗
食物种类及数量（每日）	乳类	4~6次， 共800~1000mL	3~4次， 共700~800mL	2~4次， 共600~700mL	2次， 共400~600mL
	谷薯类	含铁米粉1~2勺	含铁米粉、粥、烂面、米饭等3~8勺	面条、米饭、小馒头、面包等1/2~3/4碗	各种家常谷类食物3/4~1碗
	蔬菜类	菜泥 1~2勺	烂菜/细碎菜 1/3碗	碎菜 1/2碗	各种蔬菜 1/2~2/3碗
	水果类	水果泥1~2勺	水果泥/碎末 1/3碗	水果泥/条 1/2碗	各种水果 1/2~2/3碗
	动物类豆类	—	蛋黄、肉、禽、鱼、豆腐等3~4勺	蛋黄、肉、禽、鱼、豆腐等4~6勺	蛋黄、肉、禽、鱼、豆腐等6~8勺
	油盐	—	植物油0~10g 盐不加	植物油0~10g 盐不加	植物油<15g 盐<1.5g

注：1勺=10 mL；1碗=250 mL（小饭碗：口径10 cm，高5 cm）

阶段小结

- 辅食添加
  - 辅食添加重要性
    - 满足婴幼儿对营养不断增长的需求
    - 促进进食及消化能力的发育，培养良好饮食习惯
    - 促进婴幼儿心理行为发育
  - 辅食添加的基本原则
    - 辅食添加的适宜年龄
    - 继续母乳喂养
    - 由一种到多种
    - 由少量到多量
    - 由细到粗
    - 单独制作
    - 顺应喂养
  - 辅食添加的方法
    - 初始阶段
    - 第二阶段
    - 第三阶段
    - 第四阶段

① 表格来源：中华预防医学儿童保健分会．婴幼儿喂养与营养指南[J]．中国妇幼健康研究，2019，30(4)：401．

知识链接

早产/低出生体重儿的出院后喂养

早产、低出生体重儿在婴儿和儿童期是生长迟缓、感染性疾病和发育落后的高风险人群，是5岁以下儿童死亡的主要原因。出院后科学的营养管理不仅关系到早产儿的体格生长，而且影响神经系统发育，与成年期慢性疾病相关。

（一）乳类选择

1. 母乳：母乳对早产儿具有特殊的生物学作用。世界卫生组织等积极倡导在新生儿重症监护病房进行母乳喂养，首选亲生母亲母乳，其次为捐赠母乳，以降低早产相关疾病的发生率。出院后母乳仍为早产儿的首选喂养方式，并至少应持续母乳喂养至6月龄以上。

2. 强化母乳：因早产儿摄入量的限制和母乳中蛋白质和主要营养素含量随泌乳时间延长而逐渐减少，使早产儿难以达到理想的生长状态，特别是极（超）低出生体重儿。对于胎龄<34周、出生体重< 2 000 g的早产儿，采用母乳强化剂（human milk fortifier，HMF）加入母乳或捐赠母乳可增加母乳中蛋白质、能量、矿物质和维生素含量，确保其营养需求。

表3-5　不同乳类主要营养素成分表（每100毫升的含量）

乳类	能量（kJ）	蛋白质（g）	脂肪（g）	碳水化合物（g）	钙（mg）	磷（mg）	铁（mg）	维生素A（U）	维生素D（U）	维生素E（U）	维生素K（μg）
早产母乳	280	1.6	3.5	7.3	25	14.5	0.09	48	8.0	0.39	2.0
强化后母乳	334~355	2.5~2.8	4.1~4.3	7.9~9.6	112~138	60.0~78.0	0.46~1.36	983~1210	120.0~304.0	4.20~6.00	7.7~11.0
早产儿配方奶	334~343	2.8~3.5	4.1~4.3	9.7~11.0	135~180	75.0~100.0	1.80~1.90	750~1500	150.0~240.0	4.00~6.50	7.5~12.0
早产儿过渡配方奶	305~309	2.6~2.8	3.4~4.1	9.9~10.5	100~120	58.0~66.0	1.60~1.80	350~460	70.0~91.0	3.10~4.40	8.0~11.0
婴儿配方奶	281~284	1.4~1.6	3.5~3.6	7.3~7.6	51~53	28.0~36.0	1.00~1.20	200~204	40.5~41.0	1.35~1.36	5.4~5.5

注：1 kal=4.18 kJ

3. 早产儿配方奶：适用于胎龄<34周、出生体重< 2000g的早产儿在住院期间应用。与普通婴儿配方奶相比，此种早产儿配方奶增加了能量密度及蛋白质等多种营养素，以满足早产儿在出生后早期生长代谢的需求。

4. 早产儿过渡配方奶：对于胎龄>34周龄的早产儿或出院后的早产儿，可采用早产儿过渡配方奶或早产儿出院后配方奶，以满足早产儿继续追赶生长的营养需要。

5.婴儿配方奶：以牛乳等为基础的配方可满足一般婴儿生长发育需要，用于无法进行人乳喂养的婴儿。

（二）个体化喂养方案

1.根据出院时营养风险程度评估选择喂养方案（表3-6）。喂养方案的选择既要考虑早产儿营养风险程度的分类，又要根据随访中监测的早产儿生长速率和水平、摄入奶量等综合因素进行调整，使早产儿达到理想的生长状态。

表3-6 早产儿个体化喂养方案

分级	母乳喂养	部分母乳喂养	配方喂养
高危	足量强化母乳喂养（334~335 kJ/100 mL）至校正胎龄38~40周后，母乳强化调整为半量强化（305 kJ/100 mL）；鼓励部分直接哺乳、部分母乳+母乳强化剂的方式，为将来停止强化、直接哺乳做准备	①母乳量≥50%、则足量强化母乳+早产儿配方奶至校正胎龄38~40周，之后转换为半量强化母乳+早产儿过渡配方奶 ②母乳量＜50%，或缺乏母乳强化剂时，鼓励直接哺乳+早产儿配方奶（补授法）至校正胎龄38~40周，之后转换为直接哺乳+早产儿过渡配方奶（补授法）	应用早产儿配方奶至校正胎龄38~40周后转换为早产儿过渡配方奶
	根据早产儿生长和血生化情况，一般需应用至校正6月龄左右；在医生指导下补充维生素A、D和铁剂		
中危	足量强化母乳喂养（334~335 kJ/100 mL）至校正胎龄38~40周后，母乳强化调整为半量强化（305 kJ/100 mL）；鼓励部分直接哺乳、部分母乳+母乳强化剂的方式，为将来停止强化、直接哺乳做准备	①母乳量≥50%、则足量强化母乳+早产儿配方奶至校正胎龄38~40周后转换为半量强化母乳+早产儿过渡配方奶 ②母乳量＜50%，或缺乏母乳强化剂时，鼓励直接哺乳+早产儿配方奶（补授法）至校正胎龄38~40周，之后转换为直接哺乳+早产儿过渡配方奶（补授法）	早产儿配方奶至校正胎龄38~40周后转换为早产儿过渡配方奶
	根据早产儿生长和血生化情况，一般需应用至校正3月龄左右；在医生指导下补充维生素A、D和铁剂		
低危	直接哺乳，给予母亲饮食指导和泌乳支持；按需哺乳，最初喂养间隔小于3小时，包括夜间；特别注意补充维生素A、D和铁剂	直接哺乳+普通婴儿配方奶（补授法），促进泌乳量	采用普通婴儿配方奶

续表

分级	母乳喂养	部分母乳喂养	配方喂养
低危	如生长缓慢（<25 g/d）或血碱性磷酸酶升高、血磷降低，可适当应用母乳强化剂，直至生长满意及血生化正常	如生长缓慢（<25 g/d）或奶量摄入<150 mL/(kg·d)，可适当采用部分早产儿过渡配方奶，直至生长满意	如生长缓慢（<25 g/d）或奶量摄入<150 mL/(kg·d)，可适当采用部分早产儿过渡配方奶，直至生长满意

注：1 k_{cal}=4.18 kJ

2.强化营养的时间和乳类转换：强化营养是指出院后采用强化母乳、早产儿配方奶或早产儿过渡配方奶喂养的方法，主要对象是中危、高危的早产儿。强化营养的时间有个体差异，一般来说，中危、生长速率满意的早产儿需强化喂养至校正月龄3个月左右；而高危、并发症较多和有宫内外生长迟缓的早产儿需强化的时间较长，可至校正月龄6个月左右，个别早产儿可至1岁。但需要注意的是，即使营养风险程度相同的早产儿其强化营养的时间也存在个体差异，要根据体格生长各项指标在校正同月龄的百分位数决定是否继续或停止强化营养。达到追赶目标，则可逐渐终止强化喂养。准备停止强化喂养时应逐渐降低配方奶的能量密度至280kJ / 100ml，即转换为纯母乳或普通婴儿配方奶。转换期间需监测早产儿的生长情况和血生化指标，如生长速率和各项指标的百分位数出现下降及血生化异常等，可酌情恢复部分强化，直至生长速度恢复正常。

（三）半固体食物和固体食物引入

早产、低出生体重儿引入半固体食物的月龄有个体差异，与其发育成熟水平有关。一般为校正月龄4~6个月，胎龄小的早产儿发育较差，引入时间相对延迟。引入半固体食物过早会影响摄入奶量，或导致消化不良；引入过晚会影响多种营养素的吸收或造成进食技能发育不良。注意观察早产儿对各种食物的耐受程度，循序渐进地添加。进食技能的培养是逐步的过程，要根据早产儿的发育成熟度，适时锻炼咀嚼功能和口腔运动能力。

真题演练

1.在婴幼儿照护门诊，朵朵妈妈焦虑地问医生："朵朵快1岁了，牙齿长了两颗，目前身高体重与同龄孩子差不多。但是，朵朵目前只愿意吃奶，每天奶量800ml，如果吃米粉的话必需放在奶瓶里才能喂，吃稍微有颗粒的稀饭就会作呕，孩子是不是肠胃不舒服不愿意吃辅食呢？"

2.选择题

乳头含接的要点包括（　）

A 嘴张得很大

B 下唇向外翻

C 舌头呈勺状环绕乳晕

D 面颊鼓起呈圆形

E 婴儿口腔下方有更多的乳晕

反思评价

1.婴儿期是否需要额外补充维生素或矿物质?

2.如何给婴儿补充维生素 D?

3.请你对本次任务进行评价

课堂活动参与度 ☆ ☆ ☆ ☆ ☆

小组活动贡献度 ☆ ☆ ☆ ☆ ☆

学习内容接受度 ☆ ☆ ☆ ☆ ☆

任务三

1~3岁膳食安排

任务描述

婴幼儿由于乳牙的生长，胃容量的加大，胃肠道功能已较成熟，对食物的可接受性提高，是以乳类为主逐渐向成人谷类食物为主的重要过渡时期。此时婴幼儿膳食还不能完全与成人一样，需要特殊安排。每一个阶段的过渡都离不开科学的喂养，养成良好的饮食习惯，才能促进婴幼儿更好的发育成长。

工作表单

工作表单1

小组讨论

幼儿期是1岁至不满3岁的生长阶段。幼儿的生长发育不如出生后第一年迅速，1~2岁全年体重增加约2.5~3.0kg，到2岁时其体重是出生时的4倍，2岁以后体重每年增加2~3kg左右。1~2岁身长增加10~12cm，2~3岁增加8~10cm。另外，独立行走促使幼儿活动量增加，活动范围增大，体能、智力发育迅速，营养需求旺盛，此时需要对幼儿的饮食精心安排。

小组讨论：幼儿的营养特点。

工作表单2

案例分析

莹莹，15月龄，女孩，牙齿8颗，身高78厘米，体重9.3千克，既往体健。妈妈描述莹莹1岁前身高体重为中等偏上，长得很好，感觉近2个多月体重没怎么长。莹莹平时进餐荤素都有，每天共吃2餐（中餐和晚餐），就是吃的量少，加在一起每顿只吃小半碗，偶尔能吃大半碗；莹莹非常喜欢喝配方奶，每天要喝900毫升配方奶，平时加餐会吃少量的饼干、水果。妈妈很担心莹莹的体重问题。

莹莹的体重近2个多月增长欠佳的原因可能是什么？应该怎样合理地安排莹莹一日膳食的种类和量？怎样看待体重增长问题？

工作表单3

小组讨论

1~3岁正是幼儿体格增长及智力增长的重要时期，但是，此时幼儿的消化系统还没有发育完善，同时咀嚼能力也相对较弱。这个时候幼儿的饮食如果搭配不好，甚至会影响今后的发育。因此，幼儿的饮食安排是非常重要的。

如何为婴幼儿合理地安排一日三餐？

学习支持

一、婴幼儿营养与饮食特点

1. 体格生长速度减慢：1岁后幼儿体格生长逐渐平稳，进食相对稳定，较婴儿期旺盛的食欲略有下降，但营养需求与年长儿和成人相比仍处于较高水平。此时幼儿动作发育、智力发育及语言能力发育迅速，各器官逐渐成熟。

2. 心理需求发生转变：幼儿神经心理发育迅速，由婴儿期对食物的巨大兴趣转向玩耍，对周围世界充满好奇心，表现出探索性行为，进食时也表现出强烈的自我进食欲望。应允许幼儿参与进食，满足其自我进食的欲望，培养独立的进食能力。

3. 家庭成员的影响：家庭成员进食的行为和对食物的反应可作为幼儿的榜样。由于学习与社会的作用，幼儿的饮食习惯也逐渐形成。如在积极的社会情况下（如奖励或与愉快的社会行为有关）给幼儿食物，则幼儿对食物的偏爱会增加；相反，强迫进食可使幼儿不喜欢这种食物。

4. 进食技能发育状况：幼儿的进食技能发育状况与婴儿期的训练有关，错过吞咽、咀嚼训练的关键期，长期进食偏细偏软的食物，幼儿期会表现不愿吃块状食物，影响咀嚼功能的发育，导致进食时间长或含在口中不吞咽。

5.食欲波动：幼儿有判断自己是否吃饱或处于饥饿的能力。因此，当幼儿饥饿时这顿饭就会吃得多一些，而在非饥饿状态下进食就会减少。进食量的变化也说明婴幼儿有自我调节进食的能力。研究显示，幼儿餐间摄入的差别可达40%，但一日的能量摄入比较一致，只有10%的变化。

6. 1~3岁幼儿营养需求：2016年版《中国膳食推荐指南》建议1~3岁幼儿能量推荐量为800~1000kcal/d，膳食蛋白质25~30g/d。膳食蛋白质、脂肪和碳水化合物占总能量比例分别是12%~15%，30%~35%及50%~60%，优质蛋白质供给量占每日蛋白质总量的35%~50%。

二、婴幼儿喂养原则

1.继续母乳或其他乳制品喂养，逐步过渡到食物多样

(1)1~2岁幼儿每日奶量为400~600ml；2~3岁幼儿每日奶量为300~400ml，母乳不足或已经没有母乳者，以适合幼儿年龄段的配方奶作为代替，也可摄入一定量的鲜牛奶、酸奶代替。家长应以身作则，鼓励和督促孩子，保证婴幼儿每日摄入足够的奶量。

(2)6月龄以内的婴儿应提倡纯母乳喂养；6月龄后，母乳已经不能完全满足婴儿生长发育的需要，适时添加辅食对婴儿生长发育非常重要；8~9月龄辅食提供的热量约占全部食物热量的一半；11~12月龄辅食提供的热量约占全部食物热量的60%以上。由细到粗、由少到多、由一种到多种，通过食物转换逐渐过渡到成人食物，为婴幼儿断离母乳做准备。断离母乳时尽可能采用自然断奶法，初期可逐渐减少母乳喂养的次数，代之以配方奶或牛奶，逐渐过渡到完全断奶。

2.选择营养丰富、易消化的食物

随着年龄增长和活动量的加大，应选择粮食、油脂类及含蛋白质的瘦肉和豆类食品来满足幼儿热能的消耗。摄入谷薯类、肉蛋禽鱼类、奶类、蔬菜水果类以及适量的油脂类及盐等，以满足婴幼儿体格发育的需要。尽量吃营养丰富、容易消化的食物，少吃油炸、过甜、过咸和刺激性的食物。

3.采用适宜的烹调方式，单独加工制作膳食。

要尽量采用幼儿感兴趣的食物烹调方式，制作色、香、味、形俱全的饭菜，尽量选择易于消化、少调料、少油炸的食物。建议3岁以下婴幼儿的膳食单独加工烹制法，根据幼儿年龄将食物切成丁状、条状或块状，促进幼儿口腔功能发育的同时，易于幼儿消化吸收。如：胡萝卜和豆制品可采用不同的刀法，制成片、丝、块、卷等形状，配以带馅的面点和营养丰富的美汤，形成色彩鲜明的饭菜，更容易调动婴幼儿的食欲；用西红柿、菠菜汁和蛋黄等调面制作的彩色水饺、彩色

蝴蝶卷、层次分明的开花馒头等；用海带丝、土豆丝、胡萝卜丝与肉馅制作成的菊花丸子、蛋羹白菜卷等都以形状和颜色取胜。

4.在良好环境下规律进餐，重视良好饮食习惯的培养。

（1）为培养幼儿良好的进食习惯，幼儿进餐时间应尽量与家人的进餐时间一致，保证每天三次正餐和至少两次加餐，加餐一般在上午、下午各一次，如果晚餐时间早，可在睡前两小时再安排一次加餐。进餐时间要固定，不要随意改变，尽量固定进餐地点，不要随意调整。

（2）家长应以身作则，成为孩子的榜样，做到不偏食、不挑食，为幼儿提供多样化的食物，有意识地引导幼儿接受不同种类的健康食物。培养幼儿自主进食，遵循鼓励但不强迫的原则，循序渐进养成幼儿良好的饮食习惯。

5.鼓励幼儿多做户外游戏与活动，合理安排零食，避免消瘦与肥胖。

（1）幼儿每天应进行至少60分钟的体育活动，主要以户外游戏或活动为主。户外游戏和活动有利于孩子亲近阳光和空气，走近大自然；有利于增强婴幼儿御疾病的能力；有利于满足孩子好动与探究的本性，充分发挥他们的想象力、动手能力和创造力。

（2）正确选择零食。零食是非正餐时间食用的各种少量的食物 和（或）饮料（不包括水）。零食是2~5岁婴幼儿营养的补充，是婴幼儿饮食中的重要内容，零食应尽可能与加餐相结合，以不影响正常进餐为宜（表3–7）。零食选择应注意以下几个方面：①选择新鲜、天然、易消化的食品，如奶制品、水果、坚果类或豆类食品等；②少选油炸食品和膨化食品；③安排在2次正餐之间，量不宜多；④睡前30分钟不要吃零食；⑤吃零食前要洗手，吃完以后要漱口。

表3–7 推荐和限制的零食①

推荐	限制
新鲜水果、蔬菜	果脯、果汁、果干、水果罐头
乳制品：液态奶、酸奶等	乳饮料、冷冻甜品类（冰淇凌、雪糕）、奶油、含糖饮料等
馒头、面包	膨化食品（薯片、虾条等）、油炸食品、含人造奶油甜点
鲜肉、鱼制品	咸鱼、香肠、腊肉、鱼肉罐头等
鸡蛋：煮鸡蛋、蒸蛋羹	—
豆制品：豆腐干、豆浆	烧烤类食品
坚果类	高盐坚果、糖浸坚果

① 中国营养学会.中国居民膳食指南(2016)[M].北京：人民卫生出版社，2016:235.

6.每天足量饮水，少喝含糖饮料

坚持每日足量饮水，幼儿新陈代谢旺盛，活动量多，水分需要量大，加之婴幼儿胃容量小，因此要根据季节和幼儿活动量决定饮水量，以不影响幼儿日常饮食为度。饮水以白开水为宜，避免饮料。家长应以身作则，养成良好的饮水习惯，同时，家里应常备凉白开水，提醒幼儿定时饮用，家庭自制的豆浆可适当选择，但饮后需要及时漱口，以保持口腔卫生。

7.定期监测生长发育状况

1~3岁幼儿是生长发育较为快速的时期，适度、稳步的生长是最佳的生长模式，3岁以内的幼儿应按时进行健康体检，定期监测体格生长指标，及时了解幼儿生长发育状况，可根据幼儿营养状况及时调整食物的种类及数量，为指导幼儿喂养、早期发现疾病提供科学依据。对于营养不良、超重肥胖以及处于急慢性疾病期间的幼儿应增加监测次数。

8.确保饮食卫生，严格餐具消毒

为幼儿准备食物时，应选择新鲜、优质、安全的原材料，食物制作过程中必须注意清洁、卫生，如制作前洗手、保证制作场所的清洁，注意生熟分开。做好的食物应及时食用，未吃完的食物应丢弃，多余的原料或制成的半成品，应及时放入冰箱冷藏或冷冻保存。制作食物所用到的餐具、锅铲、碗勺等均应清洗干净。

三、平衡膳食原则

1.食物品种多样化：谷薯类、豆类、肉蛋禽鱼类、奶类、蔬菜水果类食物，应均衡搭配，缺一不可。1~3岁幼儿的膳食质地较成人食物软，但不宜过碎煮烂，易于幼儿咀嚼、吞咽和消化即可。食物宜搭配科学，营养丰富。可选用瘦肉、鸡蛋、新鲜的水果、豆类制品和蔬菜（以深颜色蔬菜为主）等。

2.各类食物比例适当：蛋白质、脂肪和碳水化合物最好按12%~15%、30%~35%、50%~60%的比例供给，其中，身体需要的能量有50%以上由碳水化合物供给，并且数量要够。

3.食物之间搭配得当，烹饪合理：要注意动物性食物和植物性食物的搭配、粗粮与细粮的搭配、干稀搭配、甜咸搭配。膳食加工方法应采用蒸、煮、炖、煨等烹饪方式，以清淡为宜，尽量不吃油炸或煎烤的油腻食品，以免消化不良，引起腹泻。食物可由单向制作改为混合制作，如肉蛋菜粥、肉末炒饭等。随着幼儿进食技能的进步，及时添加一些可以用手拿着吃的食物，如馒头片、糕、饼之类的面点，以培养独立进食的能力。

4.每顿进食量合适：既要考虑适量，又要考虑各种营养素的摄入。

5.膳食要有一定规律：让幼儿逐渐养成定地点、定时间吃饭的习惯。当然，也不是说必须到一定的时间才能吃饭，如果幼儿确实饿了，也可以适当加餐或者将进食时间略微提前。

四、平衡膳食的安排

1. 合理搭配食物，才能让婴幼儿膳食更全面更有营养。

（1）主食搭配：存在于不同食物中的蛋白质，其氨基酸比例与人体需要有不同程度的差别。就粮食而言，如果将五谷杂粮混合食用，就可以充分发挥蛋白质的互补作用，营养更全面。

（2）主食与副食搭配：主食与副食的搭配同样可以提高蛋白质的生物利用率，如小麦、小米、牛肉混合食用，其蛋白质的利用率可得到显著提高，从而超过其中任何一种单一食物的蛋白质生物利用率。食物性质相差越远，其氨基酸的组成差别越大，氨基酸的互补作用越明显，生物利用率提高也越明显，因此，同时摄入食物种类越多，互补作用也越显著。

（3）粗细搭配：各种粗粮所含的营养素都各有所长，如小米含铁及B族维生素比较高，全麦粉含钙比较高，搭配食用能使幼儿获得多方面的营养素。此外，粗粮所含纤维比细粮多，对防止幼儿便秘有良好的作用。因此，营养学家建议从小养成粗细搭配的饮食习惯并持续终身，有助于预防成年期心血管疾病、糖尿病、结肠癌等。

2. 食物种类的选择

幼儿生长发育快，他们喜欢爬、走，喜欢探索，身体活动消耗大，因此，婴幼儿单位体重下需要更多的能量和营养素。均衡的饮食是保障幼儿获得充足能量和营养素的基础。

（1）谷物类：包括米饭、面条、馒头、小米粥等，谷物类富含碳水化合物，是生长发育最佳能量元素，也是维生素 B_1 的重要来源，尤其是未精制的谷物

（2）优质蛋白类：瘦肉、鱼、虾、蛋、内脏等富含优质蛋白质、维生素A、维生素 B_2、铁、锌等，是婴幼儿不可缺少的食物。大豆制品是优质蛋白的补充来源，也是钙、钾、维生素E、维生素 B_1、维生素 B_2、膳食纤维的重要来源。

（3）蔬菜和水果：蔬菜和水果是维生素C、叶酸类、类胡萝卜素、钾、镁、膳食纤维和抗氧化物质的重要来源，具有多样化的口味和质地，有助于幼儿学习和适应食物不同的质地和味道。

（4）乳类：基于母乳是婴幼儿重要的能量及营养素来源，含有抗体、母乳低聚糖等各类免疫保护因子，母乳不足可用配方奶粉代替，1岁以上幼儿可以添加鲜牛奶、酸奶等奶制品以满足幼儿对奶量的需求。

3.婴幼儿平衡膳食宝塔

婴幼儿平衡膳食宝塔以对中国婴幼儿不同生长阶段身体发育特征和饮食习惯的研究分析为基础，以合理膳食为原则，注重食材选择的全面性和搭配的均衡性，并以宝塔的形式标注了婴幼儿不同生长阶段每日身体所需食物的建议摄入量，进一步为增强中国婴幼儿的体质提供科学依据。

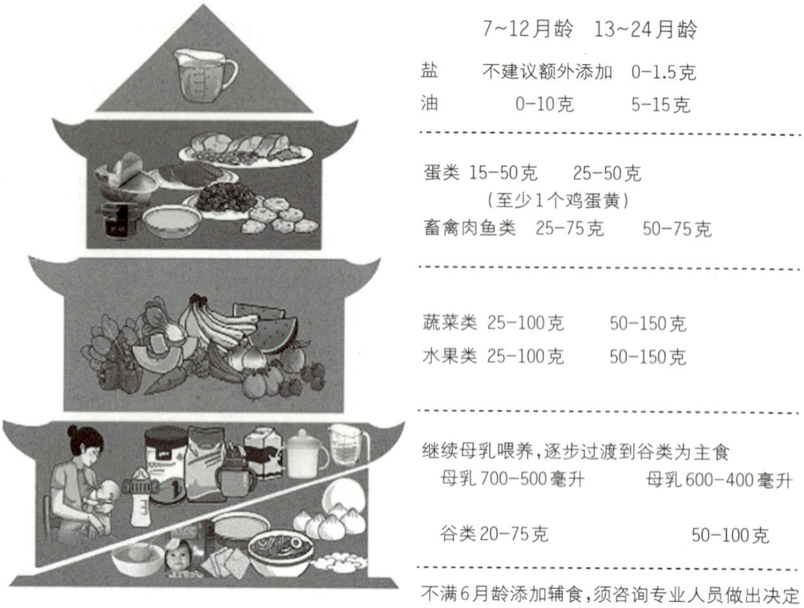

图3-7　中国7~24月龄婴幼儿平衡膳食宝塔[①]

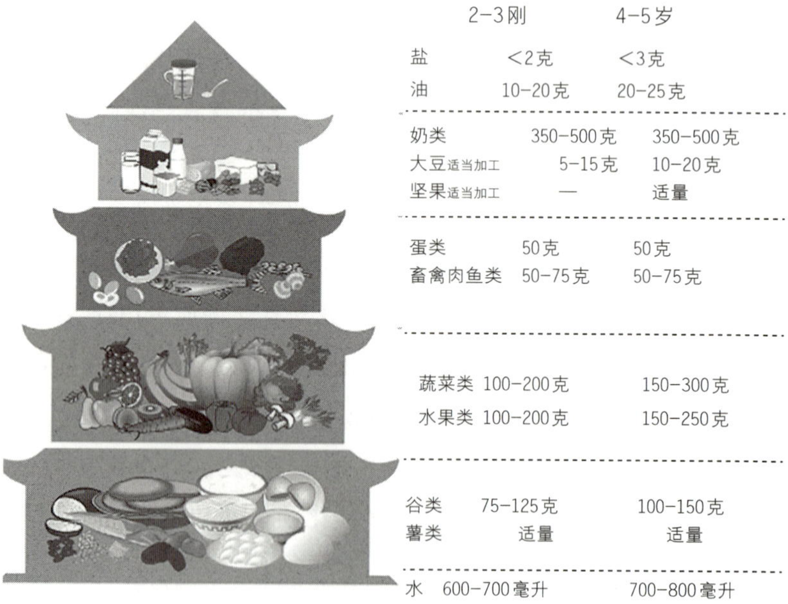

图3-8　中国学龄前儿童平衡膳食宝塔[②]

① 引自http://www.mcnutri.cn
② 引自http://www.mcnutri.cn

五、一日三餐安排

幼儿的胃容量小，肝糖原储备少，但生长发育迅速，幼儿又活泼好动，所以仅通过一日三餐很难满足其生长发育的需要。三餐两点或三餐三点更符合婴幼儿生理特点，即早中晚三餐为正餐，加早点、午点，若晚餐较早，可在睡前两小时安排一次加餐。两正餐之间间隔3.5~4小时，加餐与正餐之间应间隔1.5~2小时，加餐的分量宜少，除正餐和加餐时间，其余时间尽量不给幼儿提供食物，以免影响正常的进食。加餐一般以奶类、水果类为主，可搭配少量主食和坚果。晚间加餐不宜安排甜食，以防龋齿。幼儿一日三餐安排举例，如下表（表3-8、表3-9）

表3-8　1~2岁幼儿一日膳食安排

时间	食品	量
早上7:00	母乳或配方奶	200ml
	馒头	20g
早上9:00	苹果	100g
中午12:00	米饭	大米30g
	肉末蒸蛋	猪瘦肉25g、鸡蛋40g
	清炒西兰花	70g
下午3:00	母乳或配方奶	100ml
	饼干	10g
下午6:00	米饭	大米15g、小米5g
	炒鸡丁	鸡肉30g、胡萝卜20g、莴笋头20g
	青菜汤	小白菜30g
晚上9:00	母乳或配方奶	200ml

表3-9　2~3岁幼儿一日膳食安排举例

时间	食品	量
早上7:00	配方奶	200ml
	包子	20g
早上9:00	苹果	100g

续表

时间	食品	量
中午12:00	米饭	大米30g、紫米10g
	西红柿炒蛋	鸡蛋50g、西红柿50g
	丸子冬瓜汤	猪肉30g、冬瓜30g
下午3:00	酸奶	100ml
	饼干	10g
下午6:00	米饭	大米20g、玉米5g
	清蒸鲈鱼	鲈鱼40g
	清炒水芹菜	水芹菜80g
晚上9:00	母乳或配方奶	200ml

阶段小结

- 幼儿膳食安排
  - 营养与饮食特点
    - 体格生长速度减慢
    - 心理需求发生转变
    - 家庭成员的影响
    - 进食技能发育状况
    - 食欲波动
    - 1~3岁幼儿营养需求
  - 喂养原则
    - 继续母乳或其他乳制品喂养并逐渐过渡到食物多样
    - 选择营养丰富、易消化的食物
    - 采用适宜的烹调方式，单独加工制作膳食
    - 在良好环境下规律进餐重视良好饮食习惯的培养
    - 鼓励幼儿多做户外游戏与活动，合理安排零食，避免消瘦与肥胖
    - 每天足量饮水，少喝含糖饮料
    - 定期监测生长发育状况
  - 平衡膳食原则
    - 食物品种多样化
    - 各类食物比例适当
    - 食物之间搭配得当
    - 每顿进食量合适
    - 膳食有一定规律
  - 平衡膳食安排
    - 合理搭配食物
    - 食物种类的选择
    - 幼儿平衡膳食宝塔
  - 一日三餐安排

真题演练

1.幼儿喂养原则是什么?

2.幼儿平衡膳食安排原则是什么?

反思评价

1.13~24月龄幼儿一日膳食如何安排?

任务四
进食技能的发育

任务描述

进食技能是在婴幼儿期逐渐发育完善的，包括口唇、舌、咽部肌肉协调，手、口协调等活动能力的发展。具有良好进食技能的婴幼儿能获得足够的营养，满足理想的生长与发育。进食技能的正常发育有赖于解剖结构完整、神经发育成熟以及行为学习过程。此外婴幼儿学习进食的过程受口腔敏感性、大运动与精细动作发育水平以及婴幼儿体验机会的影响。理解正常的进食技能有助于认识婴幼儿进食技能的发育过程，监测有喂养问题的婴幼儿。

工作表单

工作表单1

小组讨论

进食技能学习需要感知觉和感知觉的反馈。

小组讨论，与进食有关的感知觉有哪些？这些感知觉是出生后才发育的吗？

工作表单2

小组讨论

“吃”是新生儿与生俱来的本能。我们会发现，用手指或乳头轻触新生儿的嘴角或面部，他会将头转向被触碰的这一侧，并伴有张嘴和吸吮动作。这便是原始反射。

小组讨论，与进食技能有关的原始反射有哪些，到哪个年龄阶段会消失。

工作表单3

阅读材料

所有引入的食物对婴儿来说都是新的，最初婴儿添加新食物时可表现出拒绝或“厌新”。

婴幼儿照护门诊，妈妈焦虑地问医生，宝宝添加辅食总是喜欢用舌头顶出来，吃几口就吐出来，是不是食物过敏的表现呢？

学习支持

婴儿进食技能学习需要感知觉和感知觉的反馈，涉及本体感受、触觉、压力觉、温度觉和味觉。特别是婴儿早期味觉发育与以后进食的偏爱行为密切有关。让婴儿较早感觉愉快的口腔刺激，如进食、咬东西、吃手指有利于以后进食固体食物和食物的转换。

一、感知觉发育

1. 嗅觉发育

胎儿期嗅觉已发育，胎儿8周龄时形成初级嗅觉受体，24周已具有功能。胎儿生活的环境中羊水的气味与妊娠期母亲食物类型有关。出生时新生儿的嗅觉发育已经比较成熟，对气味的特殊表现与母亲有关，婴儿鼻前庭对母亲气味的感觉可引导婴儿寻找乳头吸吮。乳头的味觉刺激、温度、母亲的声音等强化婴儿早期的学习。婴儿有嗅觉记忆，出生时已表现出对不同气味的反应，逐渐学习识别不同气味。7~8月龄婴儿嗅觉开始逐渐灵敏，2岁左右已经能很好地辨别不同气味。

2. 味觉发育

7~8周龄胎儿形成味觉细胞，13~15周龄味觉受体成熟，17周龄后具有功能。羊水是胎儿第一个味觉体验，羊水中含有各种物质，胎儿在宫内吞咽羊水直到足月，每日主动约吞咽1L羊水。胎儿在宫内就已接触羊水中各种物质的味道，如糖、乳糖、乳酸、蛋白质和盐等。

新生儿可表现喜欢甜味、不喜欢苦味或酸味的表情。传导苦味的神经成熟程度不同，新生儿可能对不同的苦味成分有不同的敏感度。对咸味的偏爱有年龄的差别，4~5月龄左右的婴儿表现对纯盐水的偏爱，18月龄时拒绝纯盐水而偏爱有咸味的汤，这种新生儿期以后对咸味的反应体现了中枢神经与周围神经的成熟。

婴儿期早期味觉经历的变化（如母乳）对以后接受食物有特殊作用，可能让婴儿在断奶期更易于接受新的味道，使食物转换更容易。配方奶味道恒定，是婴儿从未接触的食物味道，故从母乳转换为配方奶常较为困难。

2~7月龄婴儿可能存在味觉敏感期，是一种适应行为。敏感期接触味觉范围有助于建立持久的食物偏爱。

3.触觉发育

胎儿期触觉已开始发育，新生儿期触觉发育已高度敏感，婴儿期口周的神经末梢多于指尖，感触物品的灵敏度高，舌是敏感的器官，6月龄内婴儿常常将东西放入口腔探索周围环境。触觉有辨识和防御功能，触觉辨识让婴儿感受对软硬、冷热、不同材质的经验，触觉防御可使婴儿了解周围环境，保护自己。

二、进食技能发育

进食技能发育是一个复杂过程，受多种因素影响，如解剖发育、神经生理、环境、社会以及文化等。

1. 口腔反射发育

新生儿依赖各种原始生理反射吸吮和吞咽液体食物，是最早的进食技能发育。

（1）觅食反射

“吃”是新生儿与生俱来的本能。用手指或乳头轻触新生儿的嘴角或面部，新生儿会将头转向被触碰的这一侧，并伴有张嘴和吸吮动作，这称为觅食反射。胎儿28周出现觅食反射。此反射帮助婴儿寻找食物，如乳头，是婴儿出生时具有的一种最基本的进食动作，临床用觅食反射评估新生儿舌前部的延伸功能。该反射在生后3~4月龄逐渐消失。

（2）吸吮/吞咽反射

将乳头或手指放在新生儿两唇之间或口内，新生儿即出现有力的吸吮动作，这叫作吸吮反射。觅食反射与吸吮/吞咽反射两种原始反射，在正常情况下均会在4~5月龄时开始消失，逐渐被婴儿有意识的吸吮或吞咽所替代。

（3）舌挤压反射

当接触婴儿的唇部，婴儿立即出现舌伸出口腔的动作为舌挤压反射，临床用以评估伸舌功能。舌挤压反射帮助婴儿从乳头摄入液体食物（乳汁）。足月儿舌挤压反射持续至4~6月龄消退。

(4)咽反射

将任何物体,如勺或小块固体食物放在口腔后部,立即被婴儿用舌向前推出的动作为咽反射。咽反射是预防婴儿吞食可引起哽咽或窒息的食物或物体的一种保护性反射,4月龄后减弱,某些婴儿可延续至成人。婴儿的咽反射减弱是4~6月龄补充其他食物的生理依据之一。

(5)横舌反射

在牙龈下部或用手指刮刷舌的边缘出现舌体偏向同侧现象为横舌反射,临床用以评估舌偏侧运动功能。横舌反射从胎儿28周出现,持续至终身。

2. 吸吮与吞咽发育

超声检查时可看到10~12周龄胎儿出现吞咽动作,是第一个咽部运动反应。多数胎儿15周龄出现吞咽,22~24周龄出现连续吞咽活动。胎儿15周龄开始出现吸吮动作,18~24周龄开始出现明显的舌前后动的吸吮。24周出现弱的吸吮反射,28周时胎儿的舌可卷为筒状,出现口腔吸—吞反射使少量羊水摄入。34~36周胎儿有稳定的吸吮和吞咽动作,36周龄后吸吮与呼吸逐渐协调。吸吮动作发育成熟后才出现有效的吞咽动作,新生儿具备吸吮与吞咽功能主要靠吞咽反射完成。婴儿吸吮—吞咽功能的发育经历从出生时的反射动作到2~5月龄的有意识动作。婴儿进食固体食物提示主动吞咽行为发育成熟。

虽然吞咽是由反射引起,但开始舌体抬高的反射是随意的,主要为舌体后部运动,舌体顶着上颚,挤压食物到咽部。4~6月龄时舌体下降,舌的前部逐渐开始活动,可判别进食的部位,食物放在舌上可咬和吸,食物可达舌后部吞咽。当吸吮发育成熟后,出现舌体前部至后部的运动,为有效吞咽。成熟的吞咽过程包括口腔准备阶段与口腔阶段、咽喉阶段和食道阶段。婴儿的食物为液体,因此吞咽无口腔准备阶段和口腔阶段。6月龄后引入半固体和固体食物即发展为成熟的吞咽三个阶段。

婴儿口腔、咽喉部的解剖适应吸吮乳汁,如舌相对较大,充满口腔,有颊脂肪垫,口腔空间较小;舌位置较向前,舌运动较受限;咽较小,会厌与软腭接近。婴儿后期口腔、咽喉部解剖逐渐发生改变,如颊脂肪垫逐渐消失,舌的后1/3下降到咽部,使咽喉位置下降,口腔较前明显增大;咽部的增长、喉的下降使口、咽的位置近90度。软腭与会厌分开;舌出现向两侧运动范围扩大,下颌向下、向前的改变。乳牙的萌出是另一重要的解剖结构的变化,乳牙可帮助咬和咀嚼质地较硬的食物。

2月龄左右的婴儿吸吮动作成熟;4月龄时婴儿吸、吞动作分开,可随意吸、吞;5月龄时吸吮强,上唇可吸净勺内食物,从咬反射到有意识的咬的动作出现;

6月龄婴儿会有意识地张嘴接受勺及食物，嘴和舌协调完成进食，下唇活动较灵活，进食时常噘嘴，以吸吮动作从杯中饮，常呛咳或舌伸出。8月龄婴儿常常以上唇吸吮勺内食物。食物的口腔刺激、味觉、乳头感觉、饥饿感均可刺激吸吮的发育。让婴儿较早感受愉快的口腔刺激，如进食、咬东西等，有利于以后的食物转换及进食固体食物。

3. 咀嚼发育

咀嚼是有节奏的咬、滚动、磨的口腔协调运动，代表婴儿消化功能发育的成熟。口腔阶段的咀嚼动作是婴儿食物转换所必需的技能。

5月龄左右的婴儿出现上下咬的动作，表明婴儿咀嚼食物动作开始发育（与乳牙萌出无关）。6~7月龄婴儿可接受切细的软食，9~12月龄婴儿能咀嚼各种煮软的蔬菜、切碎的肉类；1岁左右逐渐可以舌体上抬、卷裹食物团块，下颌运动将食物团块在口腔内转动送到牙齿的切面，可磨咬纤维性食物并感觉食物性质；2岁左右随吞咽动作发育成熟，嘴唇可控制口腔内食物。

引入固体食物前，应有1~2个月来进行婴儿的咀嚼和吞咽训练。6~8月龄是训练婴儿咀嚼和吞咽能力的最佳时期，也叫“敏感期”，此时要及时给婴儿添加辅食，训练其味觉，锻炼吞咽和咀嚼。7月龄左右婴儿可咬、嚼指状食物；9月龄可开始学习用勺自喂，1岁学习用杯喝奶，均有利于婴幼儿口腔发育成熟。10月龄后才接触固体食物的婴儿，由于错过咀嚼发育关键年龄，婴儿可能表现为拒绝质地不同的固体食物，不成熟的咀嚼和吞咽行为，如吃固体食物时常常出现“呛”“吐出”或“含在口中不吞”等现象，需经历一困难的学习过程才能矫治。12月龄的婴儿已经尝试并适应多种食物，这一阶段应在继续扩大婴儿食物种类的同时，注意增加食物的稠厚度和粗糙度，并注重培养婴儿对食物和进食的兴趣。咀嚼能力不足的婴幼儿，只能进食糊状或特别精细的食物，稍有粗糙颗粒就会出现干呕的症状或立刻吐掉，未来可能还会影响其牙齿发育和语言能力。

三、婴儿对食物的偏爱与早期食物接受

婴儿早期味觉发育与以后进食的偏爱行为密切相关。儿童的食物接受类型是从其经历的食物刺激获得的，儿童对食物的熟悉程度决定了儿童对食物的喜爱。

初生3~4月龄婴儿对固体食物会出现舌体抬高、舌向前吐出的挤压反射。婴儿最初对固体食物的抵抗可被认为是一种适应保护能力，其意义是防止吞入不宜吞入的东西。婴儿早期对新食物的拒绝也是一种适应保护能力。所有引入的食物对婴儿来说都是新的，可能表现出拒绝或“厌新”。要有足够的机会（8~10次）让婴儿尝试，并在愉快的情况下去尝试新食物，婴儿会从拒绝到接受。

照护者的焦虑或强迫对婴幼儿接受新食物会产生负面作用。

儿童具有判断某些食物可吃或不可吃的能力。4~5岁的儿童已经有与成人相似的对食物喜恶的倾向，包括拒绝不愉快的味道，或有害的、非食物性的东西。儿童拒绝行为可预防儿童摄入某些对自己有害的食物。成人应允许儿童广泛选择食物，经常变换食物种类、增加对味觉的刺激，对于不喜爱的食物多增加进食的机会，有助于儿童减少对食物的偏爱，使得儿童熟悉、接受、习惯某些食物的特殊的味道。因此，照护者应正面鼓励婴儿接受食物，相反，强迫婴儿接受食物或者婴儿因获得奖励而吃，反而会使婴儿不喜欢有营养的食物。

进食是一种社会性活动，社会、家庭的习惯可影响婴儿对食物的喜恶。就餐时婴儿与照护者一起，照护者进食的行为和对食物的反应可作为婴儿的榜样。婴儿后期可常与照护者共进餐，使婴儿有较多机会模仿照护者的进食动作，从开始用手抓食物到学会使用勺子、筷子进食。

四、进食技能发育与神经心理发育的关系

1. 平衡、运动动作发育

婴儿竖颈、坐的平衡动作发育和手到口的精细动作发育是进食行为发育必要的运动技能。当婴儿眼、手协调动作出现后，如能抓物到口，可训练婴儿学习自己进食。

2. 独立能力的培养

自我进食学习过程不仅有益于眼、手、口协调，还可培养婴幼儿独立能力，增强自信心。应允许婴儿尽早参加进食活动，如让6月龄左右的婴儿自己扶奶瓶吃奶；7~9月龄时学习从杯中饮水，自己拿饼干或面包吃；10~12月龄学习自己用勺；1~2岁婴幼儿可独立进食。

3. 语言发育

口腔运动发育与进食技能和语言发育有关。研究发现吸吮协调差与功能不全的婴儿会出现语言发育延迟；口腔控制改善，如吃勺中食物时嘴巴关闭、可从杯中喝水等口腔技能对产生闭口唇音（如“p”“m”）起积极作用。

五、良好饮食习惯的建立

对处于生长发育期的婴幼儿，进食是所有行为活动中最重要、最受照护者关注、最需要培养的环节，良好的进食习惯可提供婴幼儿所需的营养素，减少体格发育偏离和患营养性疾病的风险，培养良好的生活自理能力，增进婴幼儿与照护者之间的情感交流。良好饮食习惯的建立与食物的选择、进食能力的培养、进食环境和照护者的行为习惯密切相关。

1.进食环境及照护者的作用

随着婴儿的生长发育,照护者应根据其营养需求的变化,感知觉以及认知、行为和运动能力的发展,来满足婴儿喂养需要,创造轻松、愉悦、安全的进餐环境,帮助婴儿逐步养成良好的进餐习惯,并学会自主进食,遵守必要的进餐礼仪等。

(1)进食环境

照护者需要根据婴儿的月龄准备好合适的食物,并按婴儿的生活习惯决定照护者喂养的适宜时间。从开始添加辅食起就应为婴儿安排固定的座椅和餐具,营造安静、轻松的进食环境,避免进食时看电视或玩玩具分散注意力。

(2)判断饥饱

喂养时,照护者应与婴儿保持面对面、便于交流的位置,应及时回应婴儿发出的饥饿或饱足的信号,及时提供食物或停止喂养。如当婴儿看到食物表示兴奋、小勺靠近时张嘴、舔吮食物等,表示饥饿;而当婴儿紧闭小嘴、扭头、吐出食物时,则表示已经吃饱。

2.喂养技巧

照护者应以语言、肢体语言等正面的态度鼓励婴儿进食,发展婴儿自我控制饥饿和饱足的能力;允许婴儿在准备好的食物中挑选自己喜爱的食物,对于婴儿不喜欢的食物,照护者应反复鼓励其尝试;鼓励婴儿尝试自己进食,可以用手抓或使用小勺等,为婴儿准备合适的手抓食物,增强其对食物和进食的注意力和兴趣,并促进婴儿逐步学会独立进食;鼓励婴儿在良好的互动过程中学习自我服务,餐前洗手,并开始学习和了解用餐时礼仪。

3.喂养过程

进行积极喂养,运用社会心理学关爱的原则,尤其应注意以下几点:(1)直接给婴儿喂食,当大一些的婴儿自己吃时应给予帮助,应注意婴儿发出的饥饱信息。(2)缓慢和耐心地给婴儿喂食,鼓励婴儿进食,但不强迫进食。(3)如果婴儿偏食挑食,可采取把不同的食物混合在一起、调节口味和烹调方法等手段,并鼓励婴儿 进食。(4)如果婴儿对进食兴趣不高,注意是否就餐环境容易使婴儿分心。(5)注意给婴儿喂食的时间是教婴儿学习和与婴儿交谈的好时机,注意与婴儿交谈时的目光交流。

4.榜样作用

照护者的进食行为和态度是婴儿模仿的榜样,父母必须注意保持自身良好的进食行为和习惯。

阶段小结

- 进食技能的发育
  - 感知觉发育
    - 嗅觉发育
    - 味觉发育
    - 触觉发育
  - 进食技能发育
    - 口腔反射发育
    - 吸吮与吞咽发育
    - 咀嚼发育
  - 婴儿对食物的偏爱与早期食物接受
  - 进食技能发育与神经心理发育的关系

真题演练

1. 如何纠正婴儿对食物的偏爱？

2. 判断题。

婴儿的口腔反射是后天习得的。(　　)

反思评价

1. 老一辈喂养婴儿的过程中，常有强行喂养、诱哄、惩罚等一系列错误喂养行为，如何更好地进行宣教指导？

2. 请你对本次任务进行评价

课堂活动参与度 ☆ ☆ ☆ ☆ ☆

小组活动贡献度 ☆ ☆ ☆ ☆ ☆

学习内容接受度 ☆ ☆ ☆ ☆ ☆

任务五

0~2岁喂养指南及常见喂养问题

任务描述

出生后至2岁，是生命早期1000天关键窗口期，该阶段的良好营养和科学喂养是婴幼儿近期和远期健康的重要保障。婴儿出生后6个月内，母乳喂养是最佳的方式，之后进入辅食添加阶段，直至2周岁基本接近成人的饮食模式。中国营养学会膳食指南修订专家，根据婴幼儿生长发育特点，提出了中国婴幼儿喂养指南。根据该指南，婴幼儿喂养可分为0~6月龄与7~24月龄两部分。

工作表单

工作表单1

小组讨论

6月龄内婴儿需要完成从宫内依赖母体营养到宫外依赖食物营养的过渡，而母乳是完成这一过渡最好的食物，其他任何食物都不能与母乳媲美。

哪些措施能保证母乳喂养成功及维持持续泌乳？

工作表单2

小组讨论

经常有家长反应婴儿出现溢奶或吐奶，如何判断是生理性还是病理性原因引起的？

工作表单3

查阅资料

1月龄婴儿，生后纯母乳喂养，家长发现皮肤黄染，如何鉴别母乳性黄疸与病理性黄疸？该如何处理？

学习支持

一、0~6月龄喂养指南

1. 产后尽早开奶，坚持新生儿第一口食物是母乳

初乳富含营养和免疫活性物质，有助于肠道功能发展，并提供免疫保护。母亲分娩后，应尽早开奶，让婴儿开始吸吮乳头，获得初乳并进一步刺激泌乳，增加乳汁分泌。婴儿出生后第一口食物是母乳，有利于预防婴儿过敏，并减轻新生儿黄疸、体质量下降和低血糖的发生。此外，让婴儿尽早反复吸吮乳头，是确保纯母乳喂养成功的关键。婴儿出生时，体内具有一定的能量储备，可满足至少3天的代谢需求，开奶过程中不用担心新生儿饥饿，可密切关注婴儿体质量，体质量下降只要不超过出生体质量的7%就应坚持纯母乳喂养。温馨环境、愉悦心情、精神鼓励、乳腺按摩等辅助因素，有助于成功开奶。准备母乳喂养应从孕期开始。

2. 坚持6月龄内纯母乳喂养

母乳是婴儿最理想的食物，纯母乳喂养能满足婴儿6月龄以内所需要的全部液体、能量和营养素。此外，母乳有利于肠道健康微生态环境建立和肠道功能成熟，降低感染性疾病和过敏发生的风险。母乳喂养营造母子情感交流的环境，给婴儿最大的安全感，有利于婴儿心理行为和情感发展。母乳喂养经济、安全又方便，同时有利于避免母体产后体质量滞留，并降低母体乳腺癌、卵巢癌和2型糖尿病的风险。母乳喂养需要专业人员的技术指导，家庭、社区和工作单位应积极支持。充分利用政策和法律保护母乳喂养。

3. 顺应喂养，建立良好的生活规律

母乳喂养应顺应婴儿胃肠道成熟和生长发育过程，从按需喂养模式到规律喂养模式递进。婴儿饥饿是按需喂养的基础，饥饿引起哭闹时应及时喂哺，不要强求喂奶次数和时间，特别是3月龄以内的婴儿。婴儿生后2~4周就基本建

立了自己的进食规律，照护者应明确感知其进食规律。随着月龄增加，婴儿胃容量逐渐增加，单次摄乳量也随之增加，喂奶间隔则会相应延长，喂奶次数减少，逐渐建立起良好饮食习惯。如果婴儿哭闹明显不符平日进食规律，应该首先排除非饥饿原因，如胃肠不适等。非饥饿原因哭闹时，增加哺喂次数只能缓解婴儿的焦躁心理，并不能解决根本问题，应及时就医。

4. 出生后数日开始补充维生素D，不需补钙

母乳中维生素D含量低，母乳喂养儿不能通过母乳获得足量的维生素D。适宜的阳光照射会促进皮肤中维生素D的合成，但鉴于养育方式的限制，阳光照射可能不是6月龄内婴儿获得维生素D的最方便途径。婴儿出生后数日就应开始每日补充维生素D。纯母乳喂养能满足婴儿骨骼生长对钙的需求，不需额外补钙。

5. 婴儿配方奶是不能纯母乳喂养时的无奈选择

由于婴儿患有某些代谢性疾病、乳母患有某些传染性或精神性疾病、乳汁分泌不足或无乳汁分泌等原因，不能用纯母乳喂养婴儿时，建议首选适合6月龄内婴儿的配方奶喂养，不宜直接用普通液态奶、成人奶粉、蛋白粉、豆奶粉等喂养婴儿。任何婴儿配方奶都不能与母乳相媲美，只能作为不能纯母乳喂养时的无奈选择，或者6月龄后对母乳的补充。

6. 监测体格指标，保持健康生长

身长和体质量是反映婴儿喂养和营养状况的直观指标。疾病或喂养不当、营养不足会使婴儿生长缓慢或停滞。6月龄前婴儿应每半月测一次身长和体质量，病后恢复期可增加测量次数，并选用《儿童生长曲线》判断婴儿是否得到正确、合理喂养。婴儿生长有其自身规律，过快、过慢生长都不利于儿童远期健康。婴儿生长存在个体差异，也有阶段性波动，不必相互攀比生长指标。母乳喂养儿体质量增长可能低于配方奶喂养儿，只要处于正常的生长曲线轨迹，即是健康的生长状态。

二、7~24月龄喂养指南

1. 继续母乳喂养，添加辅食

母乳仍然可以为满6个月的婴幼儿提供部分能量、优质蛋白质、钙等重要营养素，以及各种免疫保护因子等。继续母乳喂养也仍然有助于促进母子间的亲密连接，促进婴幼儿心理发育。因此7~24月龄婴幼儿应继续母乳喂养。不能母乳喂养或母乳不足时，需要以配方奶作为母乳的补充。婴儿满6月龄时，胃肠道等消化器官已相对发育完善，可消化母乳以外的多样化食物。同时，婴儿的口腔运动功能，味觉、嗅觉、触觉等感知觉，以及心理、认知和行为能力也已

准备好接受新的食物。此时开始添加辅食,不仅能满足婴儿的营养需求,也能满足其心理需求,并促进其感知觉、心理及认知和行为能力的发展。

2. 从富铁泥糊状食物开始,逐步添加达到食物多样

7 ~ 12月龄婴儿所需能量约 1/3 ~ 1/2 来自辅食,13 ~ 24月龄婴幼儿约 1/2~2/3 的能量来自辅食,而来自辅食的铁更高达99%。因而婴儿最先添加的食物应该是富铁的高能量食物,如强化铁的婴儿米粉、肉泥等。在此基础上逐渐引入其他不同种类的食物以提供不同的营养素。辅食添加的原则:每次只添加一种新食物,由少到多、由稀到稠、由细到粗,循序渐进。从一种富铁泥糊状食物开始,如强化铁的婴儿米粉、肉泥等,逐渐增加食物种类,逐渐过渡到半固体或固体食物,如烂面、肉末、碎菜、水果粒等。每引入一种新的食物应适应2 ~ 3天,密切观察是否出现呕吐、腹泻、皮疹等不良反应,适应一种食物后再添加其他新的食物。

3. 提倡顺应喂养,鼓励但不强迫进食

随着婴幼儿生长发育,照护者应根据其营养需求的变化、感知觉以及认知、行为和运动能力的发展,顺应婴幼儿的需要进行喂养,帮助婴幼儿逐步达到与成人一致的规律进餐模式,并学会自主进食,遵守必要的进餐礼仪。

4. 辅食不加调味品,尽量减少糖和盐的摄入

辅食应保持原味,不加盐、糖以及刺激性调味品,保持淡口味。淡口味食物有利于提高婴幼儿对不同天然食物口味的接受度,减少偏食挑食的风险。淡口味食物也可减少婴幼儿盐和糖的摄入量,降低儿童期及成人期肥胖、糖尿病、高血压、心血管疾病的风险。强调婴幼儿辅食不额外添加盐、糖及刺激性调味品,也是为了提醒照护者在准备家庭食物时也应保持淡口味,即为适应婴幼儿需要,也为保护全家人健康。

5. 注重饮食卫生和进食安全

选择新鲜、优质、无污染的食物和清洁水制作辅食。制作辅食前须先洗手。制作辅食的餐具、场所应保持清洁。辅食应煮熟、煮透。制作的辅食应及时食用或妥善保存。进餐前洗手,保持餐具和进餐环境的清洁、安全。婴幼儿进食时一定要有成人看护,以防进食意外。整粒花生、坚果、果冻等食物不适合婴幼儿食用。

6. 监测体格指标,追求健康生长

适度、平稳生长是最佳的生长模式。每3个月1次定期监测并评估7 ~24月龄婴幼儿的体格生长指标有助于判断其营养状况,并可根据体格生长指标的变化,及时调整营养和喂养。对于生长不良、超重肥胖,以及处于急慢性疾病期间

的婴幼儿应增加监测次数。

三、婴幼儿期常见喂养问题

1. 新生儿体重下降

新生儿体重下降曾称“生理性”体重下降。发生新生儿体重下降的主要原因是宫内胎儿完全浸在羊水中，出生后新生儿脱离充满羊水的宫内环境，即出生时“体重”包括额外液体。因宫内环境的不同，新生儿出生后几天内会失去宫内获得的额外液体，体重会随之减少或低于出生时体重。同时，新生儿生后几天可能因未掌握吸吮母乳或奶瓶的技能而导致摄入乳量不足，出生后体重也可能降低。一般情况下，第一周新生儿出生体重可暂时下降7%（少于10%）。出生后母亲尽早喂养可降低新生儿体重下降程度，甚至下降过程不明显。

2. 溢奶

多数母乳喂养或配方奶喂养的婴儿，特别是新生儿都易出现吐奶或溢乳现象。这大多是因母亲喂养方法不当如哺乳时吞入气体过多、奶头过大等引起，但若婴儿无任何不适、摄入奶量足够、大小便正常、体重增长正常、无吐奶引起的呼吸问题，这便提示婴儿没有医学问题，可不予处理，大多数婴儿4~6月龄后吐奶可自行消退。

此外，除了吐奶，婴儿也会出现胃食管反流，即进入胃的食物反流到食管。这主要是因为婴儿消化系统发育尚不成熟，如贲门括约肌松弛、幽门括约肌发育好，加之婴儿胃容量小且呈水平位置，韧带松弛、易折叠等，6月龄内的婴儿容易出现胃食管反流。这种胃食管反流又称生理性反流，一日内可出现多次，不伴其他不适症状。70%~85%的婴儿在出生后2月龄内可发生胃食管反流，95%的婴儿在1岁左右可完全自愈。婴儿吐奶预后较好，相关护理方法可缓解症状。需要在以下几个方面注意。

（1）喂养过程

应尽量在婴儿极度饥饿前喂奶，以免婴儿咽得太快而吸入过多空气。每次喂奶的时候尽量让婴儿保持安静、平静且愉快，使婴儿在吃奶过程中避免被打扰，如突然的噪音、强光和其他分散婴儿注意力的事情。应采用合适的喂奶姿势，尽量抱起婴儿喂奶，让婴儿身体处于45度左右的倾斜状态，胃里的奶液自然流入小肠，这样会比躺着喂奶减少发生吐奶的机会。每次喂奶后，应将婴儿竖直抱起轻轻拍背部3~5分钟，以利于婴儿打嗝排出胃内气体。刚喂完奶不要挤压婴儿腹部或者剧烈玩耍，可将整个婴儿床的床头垫高（大约45°），让婴儿仰卧位睡觉，使其头部高过胃部，防止睡着后溢奶造成窒息。在换尿布时，选择正确的换尿布姿势，把婴儿的屁股翻转，抽出或者添加新尿布，不建议提起婴儿的双脚让屁股高于头，这样也会造成胃部高度增加，造成溢奶。

(2)减少每次进食奶量

吐奶频繁的婴儿可选择只吸吮一侧乳房或增加哺乳次数。

(3)使用乳头罩

如果母亲哺乳时射乳反射强，可用人造乳头隔开母亲乳头，避免婴儿短时间吞咽过多乳汁而吐奶。

(4)排除药物影响

如婴儿正在补充维生素、铁等，建议暂停以观察婴儿吐奶是否与这些因素有关。

(5)排除过敏反应

如有过敏性疾病家族史，建议停食易发生过敏的食物2周，如鸡蛋、牛乳、小麦粉等，以观察婴儿吐奶是否与这些物质过敏有关。

(6)区分吐奶与呕吐

了解吐奶和真正的呕吐之间的差别非常重要。与吐奶不同，呕吐是由于消化道和其他有关脏器受到某些异常刺激而引起的神经反射性动作，呕吐时奶水多是喷射性地从嘴里甚至鼻子里涌出的，婴儿表情痛苦。呕吐一般在进食后不久发生，吐出的量比平时吐奶的量大，如果婴儿经常性呕吐(每天一次或多次)或在呕吐物中发现血丝样物质或者黄绿色物质，需及时就医。

3. 母乳性黄疸

母乳性黄疸是指发生在纯母乳喂养或以母乳为主的新生儿中，以未结合胆红素升高为主的高胆红素血症。分为早发型和迟发型两种。母乳性黄疸的主要原因尚不清楚。婴儿出生后3~4天发生的高胆红素血症，除外溶血因素以及其他疾病外，称为早发型母乳性黄疸。迟发型母乳性黄疸常在生后7~14天出现，黄疸持续2~3周甚至2~3个月才消退。婴儿除黄疸外健康，吃奶好，尿、便正常，体重增长满意。停母乳喂养24~72小时，胆红素迅速下降50%，重新哺乳胆红素可再度升高，但不会达到原来的水平。按需哺乳有助于预防母乳性黄疸的发生，但诊断母乳性黄疸的婴儿不应该中断母乳喂养。母乳性黄疸婴儿胆红素水平低于光疗界值时不需要治疗。

4. 体重增长不足

如果婴儿无疾病，其体重增长不足的最主要原因是能量摄入不足，是由于喂养不当或母乳量不足引起。母亲乳汁充足，婴儿体重增长不足应排除疾病，必要时及时转诊。6月龄以上的婴儿要分析食物的结构和摄入量。如8~9月龄的婴儿已可接受能量密度较高的固体食物，如果经常食用能量密度低的食物

（如汤面、稀粥、米粉、汤饭），或摄入液体量过多，婴儿可表现进食后不满足，体重增长不足甚至下降，或常常于夜间醒来要求进食。婴儿后期消化功能发育较成熟，应逐渐增加高能量密度、高蛋白质易于消化的食物满足生长需要。

5.食物引入时间不当

引入固体食物过早容易因婴儿消化系统不成熟而引发胃肠不适，进而导致喂养困难或增加感染、过敏等风险；引入固体食物过早也是母乳喂养提前终止的重要原因，并且是儿童和成人期肥胖的重要风险因素。过晚添加辅食，则增加婴幼儿蛋白质、铁、锌、碘、维生素A等缺乏的风险，进而导致营养不良及缺铁性贫血等各种营养缺乏性疾病，并造成长期不可逆的不良影响。过晚引进固体食物也可能造成喂养困难，增加食物过敏风险等。由于疾病等各种特殊情况而需要提前或推迟添加其他食物的婴儿，必须在医师的指导下选择其他食物添加时间，但一定不能早于4月龄，并在满6月龄后尽快添加，且最好不迟于8月龄。

6. 换乳困难

婴儿在由母乳喂养转变为配方奶喂养时，常出现拒绝吸吮的现象。常见的原因有以下几方面。

（1）味觉习惯

4~6月龄婴儿已习惯母乳（乳头、乳汁味道）或某种配方奶（味道），如转换配方奶则婴儿难以适应。同时，婴儿的味觉可敏感区分出人造乳头与母亲的乳头，母乳喂养的婴儿往往拒绝奶瓶，要转变为配方奶喂养比较困难。

（2）眷恋母亲

母乳喂养的婴儿更眷恋母亲，这使断乳更为困难。

（3）“厌新”

配方奶味道恒定，是婴儿从未接触的食物味道。因此当新食物出现时，婴儿难免会加以“抵制"。

应对策略如下：

（1）照护者行为

照护者在给婴儿换乳时要有耐心，讲究顺应喂养，不强迫婴儿。换乳的最初阶段由其他照护者用奶瓶来喂养婴儿，可能比母亲更适宜。

（2）变换方法

婴儿接受一种新的喂养方式或新口味的配方奶，往往需要一段时间的适应期。在最初尝试的几天，可在婴儿饥饿时用婴儿配方奶替代母乳，可给婴儿少量多次尝试。顺其自然，照护者不要过于担心比平时奶量减少的问题。给婴儿引入奶瓶的时候不妨尝试多种形态和流速的奶嘴，让婴儿自己选择。另外，把母乳挤出放入奶瓶中喂养，也是让婴儿容易接受奶瓶的一种方式，待婴儿接受了奶瓶中的母乳，可以再尝试放入配方奶。当然对于大一些的婴儿，也可以尝试用勺子、吸管杯或者普通的杯子喂奶。

辅助喂奶系统可让婴儿同时吸到母乳及配方奶，使婴儿逐渐适应变换的味道。辅助喂奶系统是将有2条较细硅胶管的奶瓶挂在母亲胸前，硅胶管的一端在奶瓶内，另一端贴在母亲乳头上，可让婴儿吸吮母亲乳头时感觉不到细管的存在，又可同时吸到母乳和配方奶（见图3-9）。辅助喂奶系统可避免婴儿拒绝人造乳头或配方奶，同时维持母乳喂养、持续补充母乳的不足，也有利于密切母子关系。

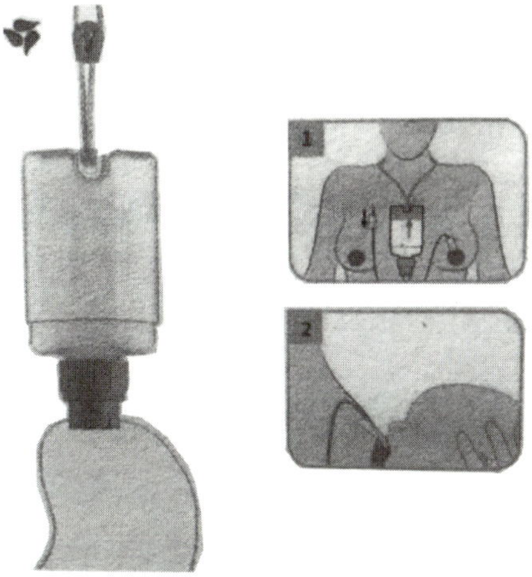

图3-9 辅助喂奶系统[①]

7. 喂养困难

大多数婴幼儿经历各种味道、质地和各种喂养方法后会自然进食。反射性吸吮和饥饿提供最初的进食动力。然而，在婴幼儿发育的任何阶段，生理的因素和病理的疾病均可干扰婴幼儿进食。如难以适应环境、过度敏感的婴幼儿常常有不稳定的进食时间，常常表现感觉或行为为主的喂养困难；唇腭裂婴幼儿吸吮时不能关闭口腔，产生无效吸吮；发育迟缓或其他并发症常常有运动性的喂养障碍，如脑瘫儿表现为口腔运动或吞咽功能不全，即吸吮差或吐舌，不能从勺中吃，不能咀嚼固体食物，有时会被液体或固体在吸气时噎塞，导致口腔摄食差，生长不足。适当、早期评价和治疗婴幼儿喂养问题，可减少营养、生长、发育的问题。

① 宋媛.0-3岁婴幼儿营养与喂养(微课版)[M].长春:东北师范大学出版社,2021:69.

阶段小结

- 婴幼儿喂养指南及常见喂养问题
  - 0~6月龄喂养指南
    - 产后尽早开奶
    - 坚持6月龄内纯母乳喂养
    - 顺应喂养
    - 补充维生素D
    - 配方奶
    - 监测体格指标
  - 7~24月龄喂养指南
    - 继续母乳喂养
    - 从富铁泥糊状食物开始
    - 顺应喂养
    - 不加调味料
    - 注重饮食卫生的进食安全
    - 监测体格指标
  - 婴幼儿期常见喂养问题
    - 新生儿体重下降
    - 溢奶
    - 母乳性黄疸
    - 体重增长不足
    - 食物引入时间不当
    - 换乳困难
    - 喂养困难

真题演练

1.婴幼儿喂养中常见的喂养问题有哪些？

2.填空题

WHO提倡婴儿出生后第一口食物应是。(　　)

反思评价

1.通过哪些指标可以判断婴儿的营养状况是否良好？

2.请你对本次任务进行评价

课堂活动参与度 ☆ ☆ ☆ ☆ ☆

小组活动贡献度 ☆ ☆ ☆ ☆ ☆

学习内容接受度 ☆ ☆ ☆ ☆ ☆

任务六
1~3 岁常见喂养问题

任务描述

随着胃肠道功能的成熟，婴幼儿期成为从乳类为主食逐渐向成人谷类食物为主过渡的重要时期。同时，随着神经心理发育，婴幼儿自己喂哺的意识强烈，开始有控制进食情景的意识，如玩弄食物、有接受和拒绝食物的行为。此期建立良好的进食环境，可培养婴幼儿进食技能和习惯，反之，则可能出现相应的喂养问题。

工作表单

工作表单1

小组讨论

如何培养婴幼儿自主进食？

工作表单2

案例分析

自1岁开始妈妈尝试给丽丽吃软干饭，但吃了5次软干饭她总是将食物包在口内不吞或顶出口外，吃较粗的蔬菜时还伴有干呕，但丽丽的食欲和精神状态都很好。这事让妈妈很焦虑，妈妈便请教小熊老师，文文是不是存在挑食的问题。

请你帮忙分析并提出解决的办法。

工作表单3

案例分析

文文妈妈描述，宝宝吃饭时注意力不集中，常常在吃饭时玩玩具或者做其他的事情，一顿饭要吃1个小时。

请分析一下，文文这样对吗，快2岁的孩子一般吃饭控制在多长时间合适。

学习支持

婴幼儿期生长发育较婴儿期减慢，但仍处在快速生长发育的时期，而且活动量较婴儿期增多，仍需要保证充足的能量和优质蛋白质。

婴幼儿期是婴幼儿生长发育的关键时期，也是良好饮食习惯培养的关键时期。但是，由于婴幼儿的消化系统发育尚不完善，加之喂养环境不良、喂养行为不当等多方面因素的影响，导致婴幼儿喂养常见问题的出现，而这些喂养问题往往会影响到婴幼儿的生长发育和身体健康。因此，婴幼儿的喂养指导需建立在科学的喂养基础之上进行，以避免喂养困难甚至是喂养障碍的发生。临床上，根据家长描述婴幼儿喂养问题的症状表现可分为食欲缺乏、挑食、恐惧进食及喂养互动不良。

一、食欲缺乏

1.原因

(1)家长错误理解

家长对婴幼儿进食过度焦虑，但婴幼儿体格生长正常。正常婴幼儿食量基本与生长速度一致。如家长将家族性矮小、进食量少的婴幼儿视为“食欲缺乏”，采取不恰当喂养方法，如强迫进食则可致喂养困难。

(2)精力旺盛的食欲缺乏

常出现于进食方式转变阶段，即婴幼儿出现自我意识，希望自我进食时，婴幼儿可表现活跃，对除进食外的任何事情均感兴趣，注意力易分散，进餐时难以安坐，缺乏饥饿感而摄食量少，部分婴幼儿可能体重增长不足。精力旺盛婴幼儿的进食过程易出现婴幼儿和家长冲突，若解决不当可能影响婴幼儿认知发展潜力，出现退缩、抑郁、攻击等不良行为。

(3)精神不振的食欲缺乏

婴幼儿多感倦怠、性格孤僻或生长速度不足,但无潜在医学问题。家长可能意识不到婴幼儿存在的生长或喂养问题,婴幼儿可能被虐待或忽视,对周围环境不感兴趣,与家长缺少言语及眼神交流。

(4)器质性疾病

婴幼儿因疾病影响食欲,长期进食不足导致营养缺乏,体重增长不足或下降,需及时就医。

2.处理

(1)增加婴幼儿的活动量,使婴幼儿产生饥饿感。不要强迫婴幼儿吃东西,避免孩子延误进食,同时导致亲子关系的恶化。

(2)注意食物的色、香、味、形搭配,婴幼儿好奇心强,喜欢吃花样多变和色彩鲜艳的食物,通过改变各种食物的烹饪方式,丰富食物的种类搭配,加强食物的口味及形状变化,从而促进其食欲。例如夏季炎热,婴幼儿食欲有所下降,可适当增加口感清爽、酸甜的食物如黄瓜、西红柿等,烹调方式可以用凉拌代替炒、炖,达到促进食欲的目的。

(3)制订用餐时间表,每餐的间隔时间应达3~4小时,不要频繁进食。如果婴幼儿在正餐时间不吃或吃得很少,不要担心,也不要在两餐之间吃零食,让婴幼儿体会饥饿感,有助于下一餐的进食。

(4)固定进餐时间不超过30分钟,进餐时让婴幼儿待在餐桌上,学会吃到有饱足感;超过时间则撤走食物,且两餐之间不提供果汁、零食等,让婴幼儿明白用餐时间应该用来吃饭,而非玩耍或跑来跑去。

(5)只要婴幼儿的进食量比原来多,就要及时表扬鼓励,使婴幼儿良好的进食行为得到强化。

(6)定期监测婴幼儿体格生长情况,对营养不良的婴幼儿建议及时就医。

二、挑食

1.原因

(1)家长错误理解

婴幼儿发育过程中可能出现不愿意尝试新食物的现象,即“厌新”,这是一种自我保护行为;通过多次尝试(8~15次),婴幼儿熟悉食物后逐渐接受新食物。但若家长不了解婴幼儿需经历尝试新食物的过程,可能误认为婴幼儿“挑食”。

(2)轻度挑食

多数婴幼儿有轻度或一过性挑剔进食,无医学疾病史与体格生长发育问题,婴幼儿不完全回避某一种类或质地的食物,但反复多次尝试并不能改变婴幼儿接受食物的情况。轻度挑食婴幼儿的家庭易发生进餐不和谐。

(3)重度挑食

多为喂养障碍婴幼儿。婴幼儿可能有“感觉性食物厌恶”,表现为完全回避某一种类、质地或稠度的食物;食谱范围狭窄导致营养素摄入不均衡;部分婴幼儿可能对声音、光亮、皮肤接触等产生过度反应;生长明显受抑制。

(4)器质性挑食

常见发育迟缓婴幼儿(如染色体异常、线粒体病、神经系统损害、孤独症等),对食物表现高度敏感或不敏感,口腔运动功能延迟或吞咽障碍。

2.处理

(1)不完全剥夺婴幼儿偏爱的食物,但适量减少。

(2)从婴幼儿能接受的食物开始逐渐由少至多加入不喜欢的食物,可以多鼓励孩子。理解孩子对某些食物反感的情绪,不要强迫孩子吃下不喜欢的食物,因为这样只会让情况更糟糕。

(3)婴幼儿模仿性强,进餐时易受周围人对食物态度的影响,因此家长应树立良好的榜样,不挑食偏食。

(4)婴幼儿开始进食不喜欢的质地或类型的食物后,应立即给予表扬和鼓励,强化其良好的进食行为。

(5)对于可能存在疾病因素的重度挑食或器质性挑食的婴幼儿,应定期就医以获取专业的建议,防止因挑食出现各种营养缺乏性疾病。

三、恐惧进食

1.原因

(1)家长错误理解

健康的婴幼儿可能出现生理性胃肠道功能紊乱,如肠绞痛而过度哭闹;部分可能与食物过敏、便秘、胃食管反流、尿路感等有关,家长错误地认为婴幼儿哭闹是恐惧进食。

(2)创伤后

因多次进食后出现疼痛等痛苦经历,婴幼儿看见食物、奶瓶,甚至餐椅即哭闹不安;年长儿则会因曾发生呛咳、呕吐、插管或强迫进食后恐惧进食。如持续时间较长可致体重下降或不增。

(3)器质性疾病

喂养时的疼痛由器质性疾病本身引起,从而造成恐惧进食,如口腔炎、嗜酸细胞性食管炎、胃炎、小肠动力障碍等。

2.处理

(1)详细询问婴幼儿的喂养史,是否存在不良的体验,如噎食、胃管进食、食物过敏、强迫进食等。

(2)耐心引入新食物,对新的食物进行多次尝试(8~15次)。

(3)不强迫进食,减少婴幼儿对食物的害怕。如果婴幼儿对某种性状的食物恐惧,可规避一段时间后,再逐渐少量添加。

(4)提供婴幼儿喜欢的餐具,替代当前可能让婴幼儿产生恐惧或厌恶的餐具。

(5)不在进餐中批评或指责婴幼儿,提供一个良好的进餐环境,让婴幼儿快乐进餐。

(6)增加每天的运动量和运动强度,使婴幼儿产生饥饿感。

(7)对可能存在器质性疾病的婴幼儿,及时就医获取专业建议。

四、喂养互动不良

1.原因

照护者的喂养方式及态度受文化背景、照护者及婴幼儿的特点影响。除应答型外,控制型、溺爱型和忽视型均为喂养不良互动模式。

(1)控制型

约一半以上的照护者表现为控制型。照护者可能忽视婴幼儿的饥饿信号,采用强迫、惩罚及不恰当的奖励方式促进婴幼儿进食。控制型互动方式初期很有效,但随时间延长,可能导致婴幼儿能量摄入不均衡、蔬菜水果摄入不足、营养不足或过剩的风险增加。

(2)溺爱型

照护者未给婴幼儿设定进餐规则,只想满足婴幼儿的进餐需要,不分时间、地点、环境为婴幼儿准备特殊或多种食物,忽视婴幼儿就餐过程发出的信号。溺爱型的互动喂养方式可致婴幼儿营养摄入不均衡,如高脂食物较多,增加婴幼儿超重风险。

(3)忽视型

照护者未尽抚养婴幼儿的责任,与婴幼儿缺少言语、肢体交流,忽视婴幼儿的进餐信号及生理、情感需求;甚至不为婴幼儿提供食物,导致婴幼儿生长障碍。部分忽视型家长可能自身存在情绪障碍,如抑郁等。

2.处理

(1)鼓励婴幼儿自己进食。照护者在婴幼儿进餐前洗净双手,可鼓励婴幼儿自己拿勺往嘴里送饭,也可放手让婴幼儿自己吃饭或者用手抓饭,照护者也可用勺示范给婴幼儿看。鼓励和帮助婴幼儿自己进食，允许与年龄相符的进食狼藉。

(2)注重顺应喂养。婴幼儿进食时照护者应注意观察孩子的情况并给予应答，不要在孩子还未饥饿时强迫进食，也不要忽略婴幼儿的进餐信号，更不能随时随地满足婴幼儿的进食需求。

(3)为婴幼儿设定进餐规则，包括进餐时间、地点，餐桌礼仪等。当婴幼儿正在独立进食时，应给予表扬鼓励，有助于良好行为的建立，加强婴幼儿独立进食的意识。

(4)与照护者共同进餐是婴幼儿学习自主进食的最佳方式，婴幼儿的模仿性强，照护者可以发挥榜样作用。1岁以后的婴幼儿，可以尝试淡口味的家庭膳食，可以和照护者在同样的时间进餐，在融洽的氛围中，培养婴幼儿良好的饮食习惯。

(5)定期监测身高和体重，记录婴幼儿的进食品种和数量，与家长讨论孩子膳食营养情况，指导家长对生长和营养有适当的期望值，不要与其他婴幼儿攀比进食量，允许个体差异。

知识链接

“应答型”家庭养育互动模式

家长为孩子提供的良好家庭养育互动模式称为应答型。应答型家长在约束性和自主性之间掌握了一种合理的平衡，在给孩子发展自理自立能力机会的同时，也为孩子的成长提供了所需的标准、必要的限制和指导性原则。

应答型的家长与孩子保持广泛的言语交流，孩子能从中受益并能得到启发，其心智和社会能力都得到有力的发展与支持。父母在家庭交流中对所做的决定、制定的规则、达到的目标进行解释，能帮助孩子理解社会规范、社会关系，增强孩子对自己的社会角色、社会任务、社会期待的理解，提高他们的道德水平和自我约束能力。

应答型的教养方式是以温情的亲子关系为基础的，是孩子喜欢的、能被孩子接纳的，在这基础上孩子与父母建立起强烈的依恋关系，使他们更容易接受父母的影响，更能理解父母的生活态度和价值观，这使他们在家庭生活中与父母关系更加和谐。应答型家长在与孩子的不断交流之中树立起威信，在严格要求孩子的同时更善于了解孩子的需要，能及时发现孩子的困惑并允许孩子发表自己的见解，从而帮助孩子达成自己的目标。

阶段小结

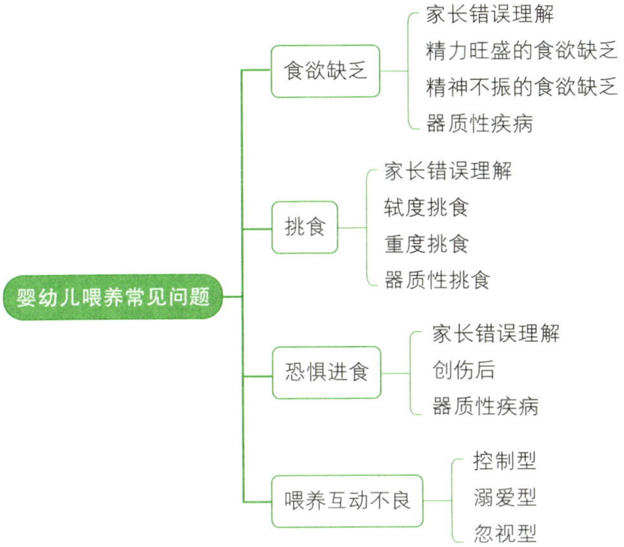

真题演练

1. 怎样避免婴幼儿挑食偏食

2. 判断题

1)婴幼儿咀嚼能力有限，但也需要适当控制一次就餐时间，时间控制在20分钟。(　　)

2)边走边吃容易造成食物的误吸。(　　)

反思评价

1. 如何引导婴幼儿规律就餐、专注进食？

2. 请你对本次任务进行评价

课堂活动参与度 ☆ ☆ ☆ ☆ ☆

小组活动贡献度 ☆ ☆ ☆ ☆ ☆

学习内容接受度 ☆ ☆ ☆ ☆ ☆

任务七

食品安全

任务描述

食品安全是人类健康生活的保障，随着生活水平的逐步改善，社会大众对饮食安全的关注度不断提升，婴幼儿作为一个特殊的社会群体，不安全的食物会造成疾病，严重危害婴幼儿的健康。如今，很多照护者对婴幼儿的食品安全意识提高了，但食品安全的相关知识还有限，面对琳琅满目的食品不知如何选择。

工作表单

工作表单1

小组讨论

照护者在为婴幼儿选购食物时，总是想选好的、贵的，其实不然，应根据婴幼儿的特点和需要选择新鲜、营养丰富、卫生的食物。

为婴幼儿选购食物时，应该注意哪些方面的问题？

工作表单2

阅读材料

市面上食物各种各样，为了吸引孩子和家长的关注，商家会在包装上、宣传上大作功夫；作为家长，为了孩子的健康，需要在选择食物的时候，学会识别食品标签。

在为婴幼儿选购食物时，应关注食品标签中的哪些内容？

工作表单3

小组讨论

讨论婴幼儿食品加工、储存应注意哪些问题？

学习支持

一、食品安全概念

食品安全，是婴幼儿生命健康的第一道防线，直接影响着婴幼儿的健康成长及生命安全。食品安全涉及与食物有关的问题，如食品标识、卫生、添加剂、残留杀虫剂、生物学技术政策以及政府相关进出口检验和食物认证系统等。食品安全主要是预防食物生产、加工、储存等过程中污染和食源性疾病，保证食物质量。

二、婴幼儿食品采购与加工

婴幼儿处于生长发育的最初阶段，生长发育迅速、新陈代谢旺盛，故提供给婴幼儿的食品营养要全面、品种要多样，烹饪和加工技术也有特殊的要求。

1. 食品选购

(1)选择天然成分食品最好：制作的材料尽量选取新鲜蔬菜、水果及肉蛋类，不选反季节水果和加有添加剂、防腐剂、调味剂等化学制品的食物。在选购食品时，对于颜色过分鲜艳或者呈现出不正常颜色的食物都要引起注意，可能是添加了色素或者漂白剂等。

(2)年龄段必须合适：选择适合婴幼儿年龄阶段的食物，在选购时要考虑婴幼儿的咀嚼、消化、吸收和营养需求情况。

(3)注意营养素的全面性：观察营养成分表中标明的营养成分是否齐全，含量是否合理，有无对婴幼儿健康不利的成分。

(4)注意查看食物包装和标签：看食品包装是否完好，标志是否齐全。按国家标准规定，在外包装上必须标明厂名、厂址、生产日期、保质期、执行标准、商标、净含量、配料表、营养成分表及食用方法等项目，若缺少上述任何一项都不规范。在选择婴幼儿包品时，照护者一定要学会查看食品包装。

①看配料表

配料表上应清楚标注生产这种食品所使用到的主料、辅料成分等。食品的营养品质，本质上取决于它的原料及其比例，一般说来，食物配料构成越简单，食物越纯正。配料表当中，排在第一的成分，一般是占食品比重最大的成分。如表3-10中纯牛奶的配料主要是生水牛乳和生牛乳，是比较有营养的牛奶。而表3-11中含乳饮料主要成分是水，其次是生牛乳，除此之外，还添加了糖，浓缩果汁和食品添加剂，不适合婴幼儿食用。我们给婴幼儿挑选食品时，应选择天然健康的食材和制作工艺。因此，在食品选择时，配料表中的配料数量相对少的会更好。

表3-10　某品牌纯牛奶的配料

产品种类：灭菌乳 配料：生水牛乳、生牛乳 水牛乳≥90% 产品标准号：GB25190 贮存条件：常温保存 保质期：6个月 生产日期：见盒顶 食品生产许可证编号：SC10645011100087

表3-11　某品牌的含乳饮料[①]

水、生牛乳、果葡糖浆、白砂糖、低聚异麦芽糖（添加量≥500mg/100ml），浓缩苹果汁（添加量≥200mg/100ml）、乳清蛋白粉添加量（添加量≥100mg/100m）、浓缩苹果汁（添加量≥100mg/100ml）、食品添加剂[羧甲基纤维素钠、柠檬酸、乳酸、酪蛋白酸钠、柠檬酸钠、纽甜、三氯蔗糖、阿斯巴甜（含苯丙氨酸）]、食用香精

②看营养成分表

营养成分表包含项目、含量和营养素参考值（NRV%）。国内对婴幼儿等特殊人群提供的食品营养成分表标注要求高，除了国家强制要求的蛋白质、脂肪、碳水化合物等标注成分外，还会标注常量元素、微量元素、维生素、DHA等。通过配料表可了解食品的营养价值，从而选择适合婴幼儿的食品。例如：在给婴幼儿选择牛奶的时候，一定要看营养成分表，如表3-12是某牛奶的营养成分表，蛋白质含量3.9g/ml，一般蛋白质含量达到3.2g/ml的属于含优质蛋白质食物。而表3-13所示的蛋白质含量仅为1.0g/100ml，营养价值远远低于牛奶，不能满足婴幼儿每天蛋白质的营养需求，同时这类含乳饮料含糖量高，长期过量食用会导致婴幼儿患上肥胖症。

① 彭英等．婴幼儿照护职业技能教材（初级）[M]．长沙：湖南科学技术出版社，2020：151．

表3-12 某品牌牛奶的营养成分表

营养成分表

项目	每100ml	NRV%
能量	303KJ	4%
蛋白质	3.9g	7%
脂肪	4.2g	7%
碳水化合物	4.8g	2%
钠	60mg	3%
钙	130mg	16%

表3-13 含乳饮料的营养成分表①

营养成分表

项目	每100ml	NRV%
能量	159KJ	2%
蛋白质	1.0g	2%
脂肪	1.2g	2%
碳水化合物	5.4g	2%
钠	67mg	3%
钙	60ugRE	8%

知识链接

绿色食品与有机食品

绿色食品是遵循可持续发展原则，按照绿色食品标准生产，经过专门机构认定，许可使用绿色食品标志的无污染、安全、优质、营养类食品。绿色食品必须同时符合下列条件：①产品或产品原料的产地必须符合绿色食品的生态环境标准。②农作物种植、畜禽饲养、水产养殖及食品加工必须符合绿色食品的生产操作规程。③产品必须符合绿色食品的质量和卫生标准。④产品外包装必须符合国家食品标签通用标准，符合绿色食品特定的包装、装潢和标签规定。

有机食品指来自有机农业生产体系，根据有机农业生产规范生产加工，并经独立的认证机构认证的农产品及其加工产品等。有机农业是指在动植物生产过程中不使用化学合成的农药、化肥、饲料调节剂、饲料添加剂等物质，以及基因工程生物及其产物，而是遵循自然规律和生态学原理，采取一系列可持续发展的农业技术，协调种植业和养殖业的平衡，维持农业生态系统持续稳定的一种农业生产方式。有机食品与绿色食品、无公害食品比较，其安全质量要求更高，AA级绿色食品在标准上与有机食品类似。

有机食品生产加工中，要求原料应来自有机农业生产体系，不得使用基因工程生物及产品，不得使用人工合成的食品添加剂。生产过程严格按照相关规定操作，不得使用能改变原料成分分子结构或发生化学变化的处理方法，洗消剂应为无污染的天然物质、包装材料、仓储等必须符合有关的标准和规定。

2. 食品加工

食物在加工过程中可能造成营养素的流失，因此，在加工过程中也应该考虑卫生和营养的要求。世界卫生组织关于食品安全加工提出了6个要求。

① 彭英等.婴幼儿照护职业技能教材(初级)[M].长沙:湖南科学技术出版社,2020:152.

（1）保持清洁：手、抹布、切肉板等都可能携带微生物，接触食物时可能会污染食物并造成食源性疾病。因此，在食品准备期间要勤洗手，对准备食物的场所和厨具应多次清洗和消毒，避免虫、鼠及其他动物进入厨房和接近食物。

（2）生熟分开：生鲜肉、禽类和海产品要与其他食物分开，处理生鲜食物要用专用的器具，生熟食物要用不同的器具分开存放。

（3）完全煮熟：尤其是肉、禽、蛋和海产品，煮熟的肉类和禽类食物不能带血丝；避免进食生蔬菜；含天然毒素的植物性食物如扁豆等要完全煮熟，因为高温能破坏毒素；烤、炸和烘制食物时不要过度烹饪，以免产生有害物质。

（4）保持食物安全温度：室温下储存食品，微生物繁殖迅速，熟食在常温下存放时间不得超过2小时，熟食和易腐烂的食物应及时冷藏，储存在冰箱里的密封食物也应尽快食用。婴幼儿尽量少吃罐头食品，如需食用，切记注意查看罐头食品的保存方法（表3-14）。

表3-14　罐头食物保存方法①

罐头状况	保存温度	食物	保存时间
开启后	加盖冷藏（<4℃）	水果罐头 肉类 肉与蔬菜混合食物	2~3日 1日 2日
未开启		按贮藏期限	

（5）使用安全的水和原料：饮用符合安全标准的水，选择经过安全加工的食品，水果、蔬菜在食用前要洗干净再吃，受损和霉变的食物中可能形成有毒的化学成分，如发芽的土豆、长霉的大米等，谨慎选取原材料，采取清洗、去皮的措施，可有效减少危险。

（6）注意食物烹饪方法：合理的烹饪方式能够尽可能留住食材的营养，婴幼儿食物在烹调方式上，宜采用蒸、煮、炖、煨等烹调方式，尽量少用油炸、烤、煎等方式，不应过咸、油腻和辛辣，尽可能不用或少用调味品。

①米、面等主食的合理烹饪

煮饭时少浸泡，淘米2次即可，如果淘米次数多，浸泡时间长，米中的水溶性维生素和无机盐容易丢失，熬粥、蒸馒头时尽量不放碱，以免维生素B1和维生素C受到破坏。总之，在制作米、面食品时，以蒸、烙较好，不宜用水煮和油炸，以减少营养素的丢失。

②肉类的合理烹调

肉类所含的蛋白质、脂肪、碳水化合物、无机盐因性质比较稳定，在烹调过

① 黎海芪.实用婴幼儿保健学（第1版）[M].北京：人民卫生出版社，2016：602

程中损失较少。烹调时注意多蒸煮少烤炸;既要喝汤,更要吃肉;不吃烟熏和腌制的肉制品。

③蔬菜的合理烹饪

蔬菜的营养素含量除了受品种、产地、季节、食用部位等因素的影响外,还受烹调方法的影响。加热烹调一定程度上会降低蔬菜的营养价值,需要选择适宜的加工处理和烹调方法。

知识链接

如何预防婴幼儿食源性腹泻

•避免摄入未经巴氏消毒的奶制品;

•避免进食生或半熟鸡蛋、肉类、鱼、贝壳类;

•避免进食生蔬菜;

•避免进食蜂蜜,因蜂蜜可能含有肉毒杆菌;

•避免直接进食罐装食物,建议食用时用勺将婴幼儿所需食物从罐头内舀出,放入餐盘中食用;餐后弃用盘中剩余食物。注意开启的罐内食物需加盖冷藏(<4℃冰箱)。

三、婴幼儿零食选择的食品安全

正确地为婴幼儿选择零食,既能补充营养,同时能避免意外事故的发生。零食选择应注意以下几方面:①选择新鲜、天然、易消化的食物,如奶制品、水果、蔬类和豆类食物;②少选油炸食品和膨化食品;③避免整粒的豆类、坚果类食物呛入气管发生意外,建议坚果和豆类应磨成粉或打成糊食用。此外,还需注意吃零食前要洗手,吃完要漱口。

知识链接

表3-15 可致婴幼儿窒息的食物①

食物性状	食物
小、硬	坚果、瓜子、爆米花、干薄状点心、薯条、盐脆饼条、生胡萝卜、生豆、橄榄、苹果块、有核樱桃、玉米籽粒
滑	葡萄、大块肉、硬糖、棒糖、咳嗽滴剂
黏性	花生酱、口香糖、乳脂糖、果冻、焦糖、棉花糖、果脯、豆形胶质软糖、果脯卷

① 黎海芪.实用婴幼儿保健学(第1版)[M].北京:人民卫生出版社,2016:602.

四、食物过敏婴幼儿选择食物时的食品安全

1. 如果已经明确食物过敏，也确定了过敏原，照护者应从食物中完全排除和回避所有引起过敏的食物，同时，可选用保证婴幼儿营养的其他食品进行替代。

2. 对食物过敏婴幼儿应定期进行过敏风险再评估。因为随着婴幼儿年龄增长，食物过敏有消退趋势，建议3~6个月再评估，对有过敏性休克家族史、曾发生严重过敏症状的婴幼儿，饮食回避的时间应适当延长。

3. 照护者必须学会阅读食物包装上的标签，减少婴幼儿接触致敏食物机会。

4. 与无食物过敏婴幼儿相比，食物过敏婴幼儿由于营养不良而发生生长迟缓的风险更大，应密切关注婴幼儿的生长状况，要定期随访并监测婴幼儿营养状况。

阶段小结

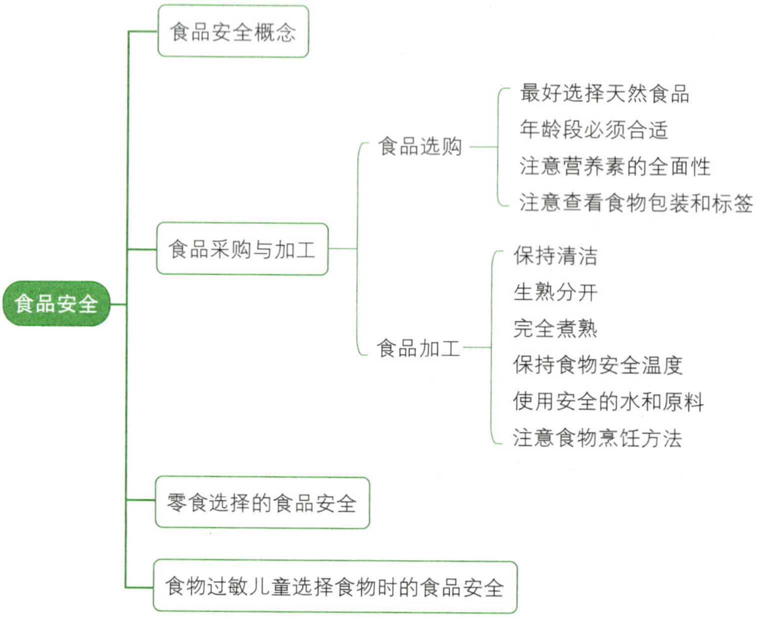

真题演练

1. 怎样预防食物窒息？

2. 以下哪些食物容易造成窒息？(　　)

A 花生 B 果冻 C 瓜子 D 有核的樱桃

3. 牛奶过敏的婴幼儿不能随意吃饼干，因为很多饼干中都添加了牛奶。(　　)

反思评价

1. 世界卫生组织（WHO）提出的《食品安全五大要点》具体内容？

2. 请你对本次任务进行评价

课堂活动参与度 ☆ ☆ ☆ ☆ ☆

小组活动贡献度 ☆ ☆ ☆ ☆ ☆

学习内容接受度 ☆ ☆ ☆ ☆ ☆

推荐阅读

1. 彭英等. 幼儿照护职业技能教材（初级）[M]. 长沙：湖南科学技术出版社，2020.

2. 张婷婷，刘芳，刘欣. 幼儿营养与膳食管理[M]. 北京：中国人民大学出版社，2020.

3. 宋媛. 0–3岁婴幼儿营养与喂养[M]. 上海：华东师范大学出版社，2021.

4. 刘苹，朱颖，郭晓斌. 婴幼儿和婴幼儿少年膳食指南[M]. 北京：中国医药科技出版社，2019.

5. 毛萌. 儿童保健医学分册[M]. 北京：人民卫生出版社，2017.

6. 蒋一方. 0~3岁婴幼儿营养与喂养[M]. 上海：复旦大学出版社，2020.

7. 黎海芪，毛萌. 儿童保健学（第2版）[M]. 北京：人民卫生出版社，2011.

项目三答案

项目四

婴幼儿营养状况评估

案例导入

1岁半的豆豆在照护中心能吃能睡，还特别好动，但看起来就是比同龄的孩子要瘦小一些，豆豆妈妈为此多次询问老师豆豆在照护中心的进食情况，直到老师将豆豆吃饭的视频发给她，她对豆豆的进食焦虑才缓解了下来。随之而来的又是其他的担心：豆豆看着这么小，吃这么多还不长肉，是不是存在营养不良的疾病，或者是她的食物营养搭配不均衡导致的？

学习目标

1. 掌握婴幼儿体格测量主要指标与测量方法、婴幼儿体格生长评价方法与婴幼儿膳食调查方法；
2. 能通过营养状况评估解答婴幼儿是否存在营养不良及存在哪些营养不良的问题；
3. 了解临床表现与实验室检查。

学习重点

1. 掌握婴幼儿体格生长评价；
2. 掌握婴幼儿常用膳食调查方法并能够正确进行膳食评价。

学习难点

1. 熟悉各个年龄段婴幼儿所需营养推荐摄入量，并能通过膳食调查评估婴幼儿膳食摄入情况；
2. 理解体格生长评价的意义，及早发现婴幼儿的营养不良。

思维导图

- 婴幼儿营养状况评估
  - 体格测量与评价
    - 常用体格生长评价指标
    - 体格测量
    - 体格生长评价
  - 膳食调查与评价
    - 常用膳食调查方法
    - 膳食评价
  - 临床表现与实验室检查
    - 营养素缺乏的分类
    - 营养素缺乏的临床表现
    - 实验室检查

婴幼儿处于生长发育的旺盛时期,对营养的需求较大。如果食物供给不足或食物摄入不当(缺乏知识)或因疾病吸收不良,会导致婴幼儿获得的营养素不能维持正常组织、器官的生理功能,产生营养不良的问题。婴幼儿营养不良不是单一疾病,而是一种异常的状态,包括营养低下和营养过剩。营养低下是营养素摄入不足的结果,而营养过剩则是摄入营养素失衡或过量的结果。婴幼儿早期营养不良可能造成不可逆转的生长和认知发育迟缓,影响婴幼儿近期和远期的健康。

营养状况评估是对婴幼儿所摄入的营养素与生理需要之间是否平衡的评价及估计。通过评估可以发现婴幼儿个体或群体存在的营养问题,以便及时调整饮食,保证婴幼儿合理的营养。完整的营养状况评估主要包括体格测量、膳食调查与评价、临床表现与实验室检查。婴幼儿营养状况评价需要定期、多次进行,实现对婴幼儿生长发育和营养状况的动态监测。因此,托育人员应向家长宣传健康知识,指导并合理安排婴幼儿一日生活,定期进行营养状况评估,了解每个婴幼儿的营养状况,针对具体情况及时与家长沟通,并给予正确的指导。

任务一
体格测量与评价

任务描述

婴幼儿生长发育是指从受精卵开始到成人的整个成熟过程。婴幼儿生长发育过程对营养的变化极为敏感，能动态反映婴幼儿营养状况。通过体格发育调查定期监测和评估婴幼儿的生长状况是婴幼儿营养状况评价最简单和直观的方法，可早期发现生长异常等原发性营养问题，是WHO推荐评价婴幼儿营养状况的首选指标。

工作表单

工作表单1

小组讨论

婴幼儿生长发育过程受到多种因素的影响，概括起来包括先天遗传因素和后天环境因素。

遗传因素	遗传是影响体格生长的重要原因，父母的遗传因素决定了儿童生长发育的特征、潜力和趋向，如皮肤头发的颜色、面型特征、身材高矮、体型、性成熟的早晚等主要受遗传的影响。
环境因素	1. 营养：营养是生长发育的物质基础，婴幼儿处于迅速成长阶段，需不断从外界摄取各种营养素以满足生长需要。 2. 疾病：任何引起生理功能紊乱的急、慢性疾病均可直接影响婴幼儿的体格生长。 3. 家庭环境：健康的生活习惯、科学的护理、正确的教养和体育锻炼等，是保证婴幼儿生长发育达到最佳状态的重要因素。 4. 自然环境：良好的生态环境，如充足的阳光、新鲜的空气、清洁的水源等有益于婴幼儿健康成长。 5. 社会环境：与国家或地区经济发展水平有关，包括医疗保健服务、教育等。

一名身高偏矮的婴幼儿通过增加营养就一定能够明显长高吗？

工作表单2

阅读材料

尽管儿童体格生长受到诸多因素的影响，存在个体、地区、国家或种族的差异，但是所有儿童的发育都遵循共同的规律。

◆生长连续性、非匀速性、阶段性

从受精卵到长大成人，儿童的生长在不断进行，即体格生长是一个连续过程。但连续过程中生长速度并不完全相同，呈非匀速性生长，形成不同的生长阶段。如胎儿身长的生长速度在母亲妊娠中期达到最大，达10厘米/月，并逐渐下降。出生后的第一年是生后的第一个生长高峰，约25厘米/年，第二年后生长速度逐渐放缓，青春期生长速度又加快，为生后的第二个生长高峰。

◆生长程序性

控制生长发育的基因使生长按一定的程序进行。如胚胎3周末神经系统开始形成，胚胎从4周开始出现心脏和消化系统，5周开始肢体分化为上肢、下肢，6~8周手指、足趾发育。

儿童时期各器官系统发育先后、快慢不一，也遵循生长程序性的规律。如神经系统发育较早，生后2年内发育最快，2.5~3岁时脑重已达成人脑重的75%左右。儿童期淋巴系统生长迅速，青春期前达顶峰，以后逐渐降至成人水平。生殖系统在青春期前处于静止状态，青春期迅速发育。其他系统，如呼吸、循环、消化、泌尿、肌肉及脂肪的发育与体格生长平行。

◆个体差异

生长发育有一定的规律，但儿童体格生长受遗传与环境的影响存在个体差异。如同性别、同年龄的儿童群体中，每个儿童的生长水平、生长速度、体型特点等都不完全相同，即使是同卵双生子之间也存在差别。因此，连续性观察可全面了解每个儿童的生长状况。

1.婴幼儿体格生长发育的规律是什么？

2.1岁3个月的毛毛，近3月吃得很好，睡得很好，也没生过病，为什么生长速度没有1岁以前长得那么快呢？

工作表单3

小组讨论

体格发育评价是一种以婴幼儿体格生长规律为依据，运用人体测量学的技术和方法，判断婴幼儿生长发育状况的过程。婴幼儿的生长发育状况能较敏感地反映婴幼儿的营养水平和健康状况，因此常用体格发育指标评价婴幼儿的营养状况。婴幼儿常用的体格发育指标包括哪些，又有什么意义呢？

常用体格发育指标	意义

工作表单4

案例分析

图图1岁时测量头围是47.5cm，3个月之后再次进行测量图图的头围是46.7cm，首先应考虑是什么问题？

首先考虑存在的问题	如何避免这个问题的再次发生？

工作表单5

案例分析

图图1岁时测量身长74.5cm，体重7.5kg，头围46.7cm，请对图图进行体格生长评价。

评估指标	评估结果
身长	
体重	
匀称度	
头围	

学习支持

婴幼儿处于快速生长发育阶段，身体形态及各部分比例变化较大。这个过程对营养的变化极为敏感，通过选择合适的体格生长指标，可以了解并评价婴幼儿生长发育状况，及早发现生长异常问题，给予适当的指导与干预，促进婴幼儿的健康成长。

一、常用体格生长评价指标

婴幼儿体格生长有多种指标，代表不同的生理意义。婴幼儿体格生长的常用指标有体重、身长(高)、头围、胸围、坐高。其中，身长(高)和体重是最基本的指标，不但测定简单，而且能较为准确地评定生长发育状况。

1. 体重

体重是身体各组织、器官系统、体液的总重量，骨骼、内脏、体脂、体液为体重的主要成分。因体脂和体液重量易受疾病影响，使体重易于波动，故体重是反映婴幼儿生长与近期营养状况的重要指标。

2. 身长(高)

身长(高)是指头、脊柱及下肢的总长度。3岁以下婴幼儿仰卧位测量身长，3岁及以上儿童站立位测量身高。同一儿童身长测量值 > 身高测量值，相差0.7~1cm。身长(高)直接反映身体非脂肪组织的增长，其生长潜能受遗传因素影响。

足月新生儿出生时身长平均为50cm，第一年增长最快，3月龄时身长61~63cm，前3个月身长增长约等于后9月的身长增长，1岁时约为出生时身长的1.5倍，即75cm。生后第二年身长增长速度逐渐减慢，平均年增长约10cm，2岁时身长约为85cm。

3. 头围

头围即头的最大围径，反映婴幼儿脑发育和颅骨生长的程度，是婴幼儿脑发育的一个重要指标。婴幼儿头围的大小、头型与遗传、疾病有关。头围在出生后第一年增长最快，出生时头围平均34cm，1岁时平均46cm，2岁时头围平均48cm。

4. 胸围

胸围为平乳头下缘经双肩胛骨角下绕胸部一周的长度，反映胸廓、胸背部肌肉、皮下脂肪和肺的发育。婴幼儿胸围与营养状况、胸廓发育情况有关。胸围在第一年增长最快，出生时胸围较头围略小，约32cm。1岁时胸围约等于头围，1岁后胸围发育开始超过头围。

5. 坐高(顶臀长)

主要反映脊柱的生长。与身长(高)测量体位一致，婴幼儿测顶臀长，年长儿测坐高。儿童的坐高随年龄的增加，下肢的增长速度不断加快，故坐高占身高的比例随年龄增长而逐渐降低。

二、体格测量

体格发育的测量要采用规范的测量工具和正确的测量方法，力求获得准确的测量数据。（为保证测量值的准确，宜重复测量2~3次，取平均值。）

1. 体重的测量

体重测量可采用杠杆秤与电子秤。婴儿测量采用盘式秤，最大载重为10~15kg，精确到0.01kg；婴幼儿采用坐式秤，最大载重为20~30kg。

体重测量应在婴幼儿排空大小便、仅穿内衣的情况下进行。称重时要注意安全，冬天应调节好室温，以防测量时着凉。测量时避免婴幼儿摇动或接触其他物体，以免影响准确性。

2. 身长的测量

3岁以下婴幼儿卧于标准量床，面部向上，脱去帽、袜、鞋，穿单衣，两耳在同一水平线，头接触头板并固定。测量者位于婴幼儿右侧，左手按住双膝使腿伸直，右手移动足板使其贴紧两足跟部；量床两侧刻度的读数一致时读取，精确度为0. 1cm。

3. 头围的测量

采用无伸缩性的软尺测量。被测婴幼儿取坐位，测量者位于婴幼儿右侧或前方，左手拇指固定软尺零点于婴幼儿头部右侧眉弓上缘处，软尺紧贴头部皮肤（头发），经右侧耳上、枕骨粗隆最高处及左侧眉弓上缘回至零点后读数，精确到0.1cm。

4. 胸围的测量

采用无伸缩性的软尺测量，卧位或立位测量。被测婴幼儿脱去外衣，两手宜自然下垂，目光平视前方。测量者位于婴幼儿前方或右侧，左手拇指固定软尺零点于婴幼儿右侧乳头下缘，右手持软尺紧贴婴幼儿胸壁，绕经后背，过肩胛下角下缘回至零点，取平静呼吸的中间读数，精确至0.1cm。

5. 顶臀长的测量

被测婴幼儿脱鞋、袜、帽仰卧于量床底板中线，助手将婴幼儿头扶正，头顶接触头板；主测量者位于婴幼儿右侧，左手握住婴幼儿小腿，骶骨紧贴底板，使膝关节弯曲，小腿与大腿成直角，大腿与底板垂直；移动足板贴紧臀部，量床两侧刻度一致时读数，精确至0.1cm。

三、体格生长评价

评价婴幼儿体格生长状况是个体或群体婴幼儿保健工作的重要内容之一，定期监测和评估婴幼儿的生长状况，可早期发现婴幼儿在生长发育过程中的偏离，如消瘦、超重、生长迟缓等，以及时寻找原因并予以纠正。对婴幼儿进行体格生长评价，应注意横向比较并定期纵向观察，以监测个体或群体婴幼儿的生长状况。一次测量提供婴幼儿生长发育的信息受限，无法判断婴幼儿的“生长轨道”，因此不能单凭一次测量结果就作出结论。同时，婴幼儿年龄越小，生长速度越快，健康检查的间隔时间宜短，以尽早发现问题（表4-1）。

表4-1　正常婴幼儿生长监测①

年龄	频率（月/次）	体重	身长	头围	身高的体重	体质指数
<6月龄	1	√	√	√	√	
6~12月龄	2	√	√	√	√	
1~<3岁	3	√	√	√	√	√（≥2岁）

1. 常用的婴幼儿体格生长参照标准

体格生长人群参照标准是评价婴幼儿生长发育状况的标尺，通常用数值表和曲线图表示。常用参照标准包括我国根据2005年九省市儿童体格发育数据制定的中国婴幼儿生长标准（简称“九省市标准”）和2006年WHO公布的世界卫生组织婴幼儿生长标准（简称“WHO标准”）。考虑到种族的差异性，一般对个体的评价最好选择本国的婴幼儿生长标准，即“九省市标准”，群体婴幼儿的评价可采用国际生长标准，即“WHO标准”，便于进行不同人群或国家间的比较。

2. 评价内容

婴幼儿体格生长评价包括生长水平、生长速度和匀称度三方面内容。评价个体体格生长时需应进行全面评估，或评估其中两个，但生长水平是基本评估内容。评估群体体格生长状况时仅进行生长水平评价。

（1）生长水平

将某一年龄时所获得的某单项体格生长测量值与参照标准比较，得到该婴幼儿在同年龄同性别人群中所处的位置，即为该婴幼儿该项体格生长指标在此年龄的生长水平。评价结果以等级表示，通常将$\overline{X}$±2SD或第3~97百分位之间视为正常范围（表4-2）。生长水平评价简单易行、直观形象，能较准确地反映个体或群体目前的体格生长水平，但不能反映婴幼儿的生长变化过程或“轨道”。

表4-2　五等级划分法②

等级	离差法	百分位数法
上（异常）	>$\overline{X}$+2SD	>P97
中上	$\overline{X}$+（1SD~2SD）	P75~P97

① 中华医学会儿科学分会儿童保健学组．中国儿童体格生长评价建议[J]．中华儿科杂志，2015，53（12）：888.

② 毛萌，江帆．儿童保健学[M]．北京：人民卫生出版社，2020：72.

续表

等级	离差法	百分位数法
中	$\bar{X}$±1SD	P25~P75
中下	$\bar{X}$-(1SD~2SD)	P3~P25
下(异常)	<$\bar{X}$ -2SD	<P3

(2)生长速度

生长速度即对某单项体格生长指标进行定期连续测量(纵向调查),以获得该项指标在某一时间段的增长趋势,即计算两次连续测量值的差,再与参数中相同年龄的数值差进行比较。其结果以正常、加速、增长不足、不增或下降表示。生长速度能反映个体差异,也反映了遗传、环境的影响。定期体格测量是生长速度评价的关键,生长速度正常的婴幼儿生长基本正常。

(3)匀称度

匀称度是对个体格生长指标进行的综合评价,包括体型匀称度和身材匀称度。体型匀称度反映体型发育的比例关系。可通过身长(高)的体重反映一定身高的相应体重值范围;亦可计算体质指数(body mass index,BMI),即(体重/身高^2),反映单位面积中所含的体重数。身材匀称度反映下肢发育情况,按实际测量值计算,结果与参照人群值计算结果比较,小于等于参照值即为匀称,否则为不匀称。身材匀称度对于协助诊断内分泌及骨骼发育异常疾病有帮助。

3. 评价结果分析

体格生长评价是一种临床筛查方法,可以早发现体格生长的高危婴幼儿(表4-3)。评价婴幼儿体格发育与年龄、性别、疾病、遗传等因素有关,正确解释评价结果不仅需要生长发育基础知识,还需积累临床经验,同时应区别个体与集体的评价方法。婴幼儿体格测量结果应结合其他临床表现、体格检查、实验室结果综合判断。

表4-3 体格生长评价的判断标准与意义①

常用指标	离差法	百分位数法
生长迟缓/矮小:身长(身高)	<$\bar{X}$ -2SD	<$P3^{rd}$
低体重:体重	<$\bar{X}$ -2SD	<$P3^{rd}$
消瘦:身长的体重(<2岁) 年龄的体质指数(≥2岁)	<$\bar{X}$ -2SD	<$P3^{rd}$ <$P5^{th}$
超重:身长的体重(<2岁) 年龄的体质指数(≥2岁)	>$\bar{X}$ +2SD	>$P97^{th}$ ≥$P95^{th}$

① 毛萌.儿科专科医师规范化培训教材·婴幼儿保健学分册[M].北京:人民卫生出版社,2017:372.略作修改。

续表

常用指标	离差法	百分位数法
超重危险:年龄的体质指数		$>P85^{th}\sim<P95^{th}$
头围小:头围	$<\bar{X}-2SD$	$<P3^{rd}$
头围大:头围	$>\bar{X}+2SD$	$>P97^{th}$

知识链接

早产儿体格生长评价

由于早产儿的生长模式会延续宫内生长速度,因此,以宫内生长为基础的早产儿生长曲线是评价早产儿生长状况的重要工具。WHO推荐使用Fenton早产儿生长曲线。由于目前我国尚无可供使用的早产儿生长标准,因此建议将早产儿的年龄经过胎龄校正后(胎龄至40周),再与足月儿的生长标准进行比较来确定实际生长水平,同时要将体重和身长两项指标的生长趋势结合起来综合分析。

早产儿年龄矫正需注意以下两点:①在一定年龄范围内,允许体格生长"落后",即超过此范围早产儿的生长应"追上"正常足月儿的生长,不再矫正;②矫正胎龄至40周(足月),一般身长至40月龄,头围至18月龄,体重至24月龄或36月龄后不再矫正。因有生长的偏移,测量值在曲线上的解释应考虑早产儿百分位的范围以及界值点、父母的身高与前次的测量值比较。

阶段小结

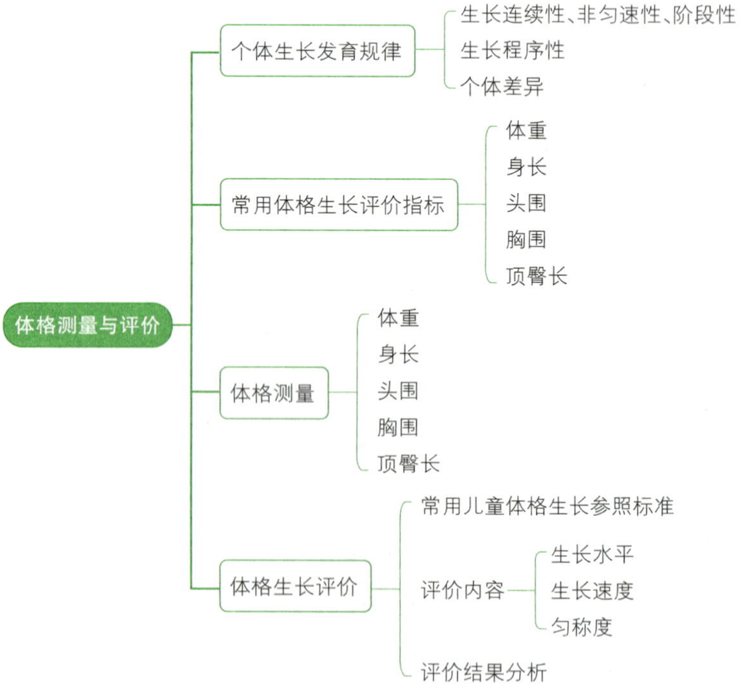

真题演练

1. 婴幼儿体格生长评价的统计学表示方法有哪些，如何划分等级？

等级	离差法	百分位数法
上（异常）		
中上		
中		
中下		
下（异常）		

2. 操作题：给1岁3月龄幼儿测量身长。

反思评价

1. 选择哪些体格生长评价指标来评估婴幼儿的营养状况，如何评价？
2. 为什么婴幼儿一次的体格测量不能很好地反映该婴幼儿的营养状况？
3. 请你对本次任务进行评价

课堂活动参与度 ☆ ☆ ☆ ☆ ☆

小组活动贡献度 ☆ ☆ ☆ ☆ ☆

学习内容接受度 ☆ ☆ ☆ ☆ ☆

任务二
膳食调查与评价

任务描述

婴幼儿期是人体生长发育的重要阶段，每天必须从膳食中获得充分的营养物质。如果婴幼儿长期缺乏某种营养素或能量摄入不足，不但影响其生长发育，还会引起营养缺乏性疾病。膳食作为婴幼儿获得营养的基本途径，通过对膳食摄入的调查与评价，可了解婴幼儿一定时间内通过膳食所摄取的能量和各种营养素的数量和质量，分析实际的膳食基础资料，评定调查对象正常营养需要能得到满足的程度，是婴幼儿营养状况评价的重要内容之一。

工作表单

工作表单1

小组讨论

膳食调查是通过对群体或者个人每天进餐次数、摄入食物的种类和数量等进行调查，评定其营养需要得到满足的程度。我们进行婴幼儿膳食调查的意义包括哪些？

膳食调查内容	膳食调查意义
调查婴幼儿每日所吃的食物品种、数量	
调查婴幼儿每日进餐频次及进餐量	
调查烹调方法、饮食习惯	

工作表单2

小组讨论

膳食调查方法有多种，可根据调查研究的目的、调查对象、对方法精确性要求、研究时间的长短等确定适当的调查方法，每种方法各有优点和不足。一些大规模或全国性调查常常采用两种或多种方法相互结合以获得更准确的结果。请列举膳食调查的方法有哪些？它们的优缺点分别是什么？

膳食调查的方法	优点	缺点

工作表单3

案例分析

膳食调查是全面、合理评价婴幼儿营养状况的基础,可同时了解婴幼儿摄入能量、重要营养素水平以及喂养史、饮食行为状态、对食物偏好等情况。膳食调查通常采用的方法包括称重法、记账法与24小时膳食回顾法。

西西妹妹7个月了,目前身长67.5cm,体重7.6kg,妈妈总是担心她吃得不够。西西妈妈特地记录了昨天孩子吃奶情况(如下表)。

西西妈妈记录情况

时间	食物名称	具体量	剩余量
2:00	配方奶	3勺奶粉90ml水	30ml
5:00	配方奶	3勺奶粉90ml水	20ml
9:00	配方奶	3勺奶粉90ml水	
12:10	配方奶 米粉	3勺奶粉90ml水 10克加50ml水	
15:20	配方奶 苹果泥	5勺奶粉150ml水 5克	10ml
18:30	配方奶 菠菜泥	5勺奶粉150ml水 10克	15ml
22:00	配方奶	5勺奶粉150ml水	

请问在这种情况下,我们应该选择哪种膳食调查方法?如何记录?(出生体重3.2kg,身长50cm,孕周38+2周)

工作表单 4

案例分析

膳食评价是通过对群体或个体进餐频次、摄入食物的种类、数量等方面的调查，应用食物成分表和营养计算出平均每日能量和各种营养素的摄入量，参照权威的膳食营养素参考摄入量（DRIs）与推荐摄入量（RNI），分析食物摄入状况和食物结构以及膳食营养素摄入水平，以了解调查群体或个体的膳食是否均衡及需要纠正的问题的方法。

膳食调查通过参照“婴幼儿每日膳食中营养素供给量标准”，计算婴幼儿的能量占供给量标准的百分比。满足供给量标准的 90% 为正常，低于 90% 为不足，低于 80% 为严重不足。日托机构中婴幼儿能量及其营养素的要求占供给量的 75%~80% 以上为正常。

然然，女，现 1 岁，体重 7.9 kg，身长 71.6 cm。通过称重法进行 3 天膳食调查，通过膳食调查软件计算后其调查结果如下（营养素摄入情况），请对其营养素的摄入进行评价：

营养素名称	DRIs	单位	实际摄入量	摄入量%	参考评价
能量	800	千卡	672.61	84.08	
蛋白质	25	克	23.71	94.82	
脂肪	17.78–26.67	克	27.22	102.06~153.09	
碳水化合物	100–130	克	84.32	64.86~84.32	
维生素 A	310	微克	912.56	294.38	
硫胺素	0.6	毫克	0.43	71.36	
核黄素	0.6	毫克	0.90	150	
烟酸	6	毫克	5.77	96.11	
抗坏血酸	40	毫克	53.46	133.65	
维生素 E	6	毫克	6.96	116	
钙	600	毫克	629.35	104.89	
磷	300	毫克	512.11	170.7	
钾	900	毫克	847.75	94.19	
钠	700	毫克	606.01	86.57	
镁	140	毫克	82.54	58.96	
铁	9	毫克	9.87	109.69	

续表

营养素名称	DRIs	单位	实际摄入量	摄入量%	参考评价
锌	4	毫克	4.28	106.9	
硒	25	毫克	15.60	62.4	

学习支持

合理饮食是保障婴幼儿生长发育的重要物质基础，但由于婴幼儿自理能力差，照护者因经济、工作或缺乏合理喂养知识等原因，可能导致婴幼儿能量和营养素摄入量不能满足机体快速生长发育的需要。因此，对婴幼儿的膳食进行调查，评价婴幼儿营养状况，并在此基础上对照护者进行指导十分必要。

膳食调查是指了解被调查的个人或群体在一定时间内通过膳食摄取的能量、各种营养素的数量和质量，以此评价被调查对象能量和营养素需求获得满足程度的一种营养调查方法。调查的内容包括平均每日膳食摄入量（如每日食物品种与数量）、饮食习惯（如食物烹制加工方法、每日餐次及进餐时间等）和各类食物摄入频率等。通过对膳食调查所得资料进行分析评价，可以明确被调查者的膳食内容是否合理，构成比例是否恰当，膳食结构是否科学；每日摄入营养素的数量和能量是否能满足机体的需要；三大产能营养素供给比例是否恰当，三餐能量分配是否合理，蛋白质、脂肪的食物来源是否合理；饮食习惯与喂养是否科学，烹调方法是否恰当等等，进而发现个体或群体的膳食问题，并及时进行改进。

一、常用膳食调查方法

1. 称重法

称重法又叫称量法，是运用日常的各种称量工具对食物量进行称重，从而对调查对象消耗的食物进行定量评估。通过各种称量工具调查获得每天每餐进食的每种食物的生重、熟重和剩余食物熟重。食物的生重，即烹调前食物原料可食部分的重量；食物的熟重，即烹调后熟食的重量，由此可计算出各种食物的生熟比值。用进餐前各种食物熟重减进餐后剩余食物熟重得出摄入的各种食物的熟重，然后按上述生熟比值算出所摄入的各种食物原料的生重，一日内各餐相加为一日摄入各种食物的总量，可应用食物成分表计算出所摄取的各种营养素及能量。此法由照护者在一定时间内完成，适用于个体、集体婴幼儿机构的膳食调查，结果较为准确，但操作较繁杂。一般调查3~5天（表4-4）。

表4-4　称重法膳食调查记录表(举例)

儿童姓名：×××　　性别:1男　2女　　年龄：×岁××月

孩子目前:身长××厘米　　体重××千克　　联系电话 135××××××××

出生日期：××××年××月××日　　调查日期：××××年××月××日

时 间	食物名称	原料名称	生重(克)	熟重(克)	剩余熟重(克)
8点0分	配方奶(3段)		200毫升		
	馒头			40	
12点	胡萝卜炒肉	猪瘦肉	105	230	67
		胡萝卜	105		
		蒜苗	9		
		红薯粉	4		
	小白菜汤	小白菜	57	193	69
	米饭	大米	50	187	
15点	酸奶(原味)		120		
17点30分	菜肉粥	空心菜	21	250	29
		猪瘦肉	15		
		大米	25		
20点30分	配方奶(3段)		200毫升		
	梨子		75		
全天		菜籽油	20		
		盐	2		

知识链接

称重法的生熟重计算

实际摄入熟重=总熟重−剩余熟重

实际摄入生重=总生重/总熟重×实际摄入熟重

或实际摄入生重=实际摄入熟重/总熟重×总生重

2. 记账法或查账法

记账法是通过记录一定时期内的所有食物采购量或消耗总量，或者利用家庭、膳食单位已有的膳食账目（采购记录、出入库记录等），并根据同一时期进餐人日数，计算出每人每日各种食物的平均摄入量，再进行能量和营养素摄入量计算分析。此法作为最早、最常用的膳食调查方法，操作较为简便，节省人力物力，可调查较长时期的膳食（1月或数月）摄入情况，多用于集体婴幼儿的膳食调查，但结果不够准确，也无法分析婴幼儿个体的膳食摄入情况（表4-5、4-6）。

表4-5 记账法膳食调查食物量登记表

单位__________________ ______年___月___日至______年___月___日

食物名称																	
		斤	元	斤	元	斤	元	斤	元	斤	元	斤	元	斤	元	斤	元
结存数量																	
购入	日																
	日																
	日																
	日																
	日																
	日																
	日																
购入合计																	
剩余数量																	
废弃量																	
实际消耗																	

表4-6　记账法膳食调查就餐人数登记表

单位____________________　班级______　总人数______

年龄组______________　______年___月___日至______年___月___日

日期	就餐人数										食物废弃情况				
	餐		餐		餐		餐		餐		餐	餐	餐	餐	餐
	男	女	男	女	男	女	男	女	男	女					
总计															

3. 24小时膳食回顾法

24小时膳食回顾法是通过询问的方法，使被调查对象或照护者回顾或描述24小时内摄入的所有食物的情况，包括食物种类、数量、营养补充剂、进食时间、食物准备方法、商品食物等。调查人员借助食物模型、家用量具或食物图谱确定各种食物的摄入量并对其食物摄入量进行计算和评价。此法是目前最常用的膳食调查方法之一，简便易行，适用于婴幼儿个体膳食情况的调查，其结果的准确性依赖于被调查者的记忆和调查者判断膳食内容和食物分量的能力（表4-7）。

每种膳食调查方法都有不足和局限，并且很难真正对摄入量及质量进行准确评价。由于调查时所用方法不同、婴幼儿每天摄入量的变化、不同照护者处获得信息的差异、婴幼儿难以精确估计摄入量等均会造成营养素摄入评价存在很大的差异。因此，在某些情况下，应结合几种方法以提供更全面和准确的膳食评价。常用的膳食调查方法的优劣及应用范围见表4-8。

表4-7 婴幼儿24小时膳食调查

姓名________ 性别____ 月龄____月
出生日期____________ 体重____kg 身高____cm
出生体重____kg 出生身长____cm 孕周____
电话____________

时间	母乳/配方奶（毫升）	大米（克）	米粉/面（克）	肉、鱼、虾类（克）	蔬菜类（克）	蛋（克）	水果（克）	其他（克）
早:6:00								
7:00								
8:00								
9:00								
10:00								
11:00								
中12:00								
13:00								
14:00								
15:00								
16:00								
17:00								
晚18:00								
19:00								
20:00								
21:00								
22:00								
23:00								
凌晨00:00								
1:00								
2:00								
3:00								
4:00								
5:00								

表4-8　常用膳食调查方法比较

调查方法	优点	缺点	适用范围	调查时间	关键
称重法	准确	费时费力，不适于大规模调查	家庭、个人、集体	3~5天	①准确称量各餐进食量 ②掌握各种食物的生熟比
记账法	简单易行、省时省力	时间短、不够准确，代表性有影响	膳食账目清楚的学校、机构	1个月	①膳食账目记录准确 ②每餐用餐人数统计
24小时膳物回顾法	简单易行、省时省力	主观、回忆偏倚，不太准确	家庭、个人	1~3天	①被调查者表达能力及依从性 ②调查技巧

二、膳食评价

婴幼儿膳食评价包括食物摄入状况和食物结构的评价以及膳食营养素摄入水平的评价。食物摄入状况结果需与权威的膳食推荐量（DRIs）比较，膳食营养素摄入水平则与膳食营养素参考摄入量（RNI）比较。

1. 食物结构评价

将一定时间内调查获得的膳食调查资料按食物分类规则分类、折算后按照重量合计，获得各类食物日平均摄入量，与权威组织推荐各类食物日适宜摄入量（同年龄、同性别儿童）比较。

（1）食物分类：建议按照《中国居民膳食指南》的食物分类原则将食物分为谷类、蔬菜、水果、肉类、乳制品、大豆和坚果类以及油盐类食物七大类。

（2）权威组织推荐儿童膳食摄入量：2016年由中国营养学会颁布的《中国居民膳食指南（2016）》与2007年由中国营养学会妇幼分会颁布的《中国孕期、哺乳期妇女和0~6岁儿童膳食指南（2007 ）》的推荐数据可用于儿童膳食调查资料评价，包括0~6月龄婴儿、7~24月龄婴幼儿、学龄前儿童喂养（膳食）指南与平衡膳食宝塔（图4-1、4-2、4-3）。

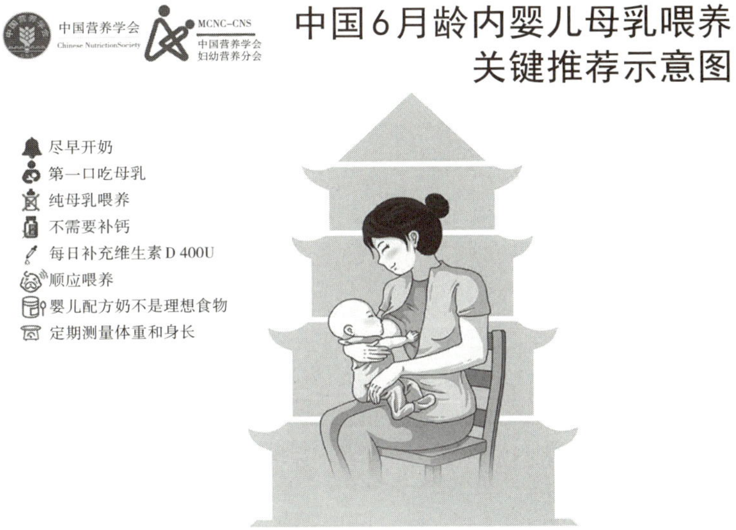

图4-1 中国6月龄内婴儿母乳喂养关键推荐示意图

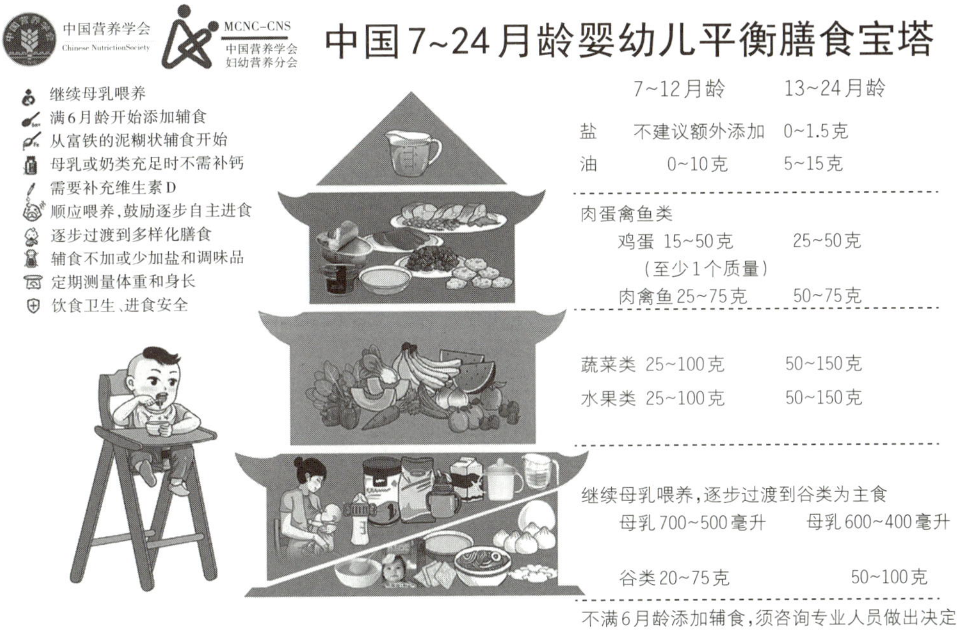

图4-2 中国7~24月龄婴幼儿平衡膳食宝塔

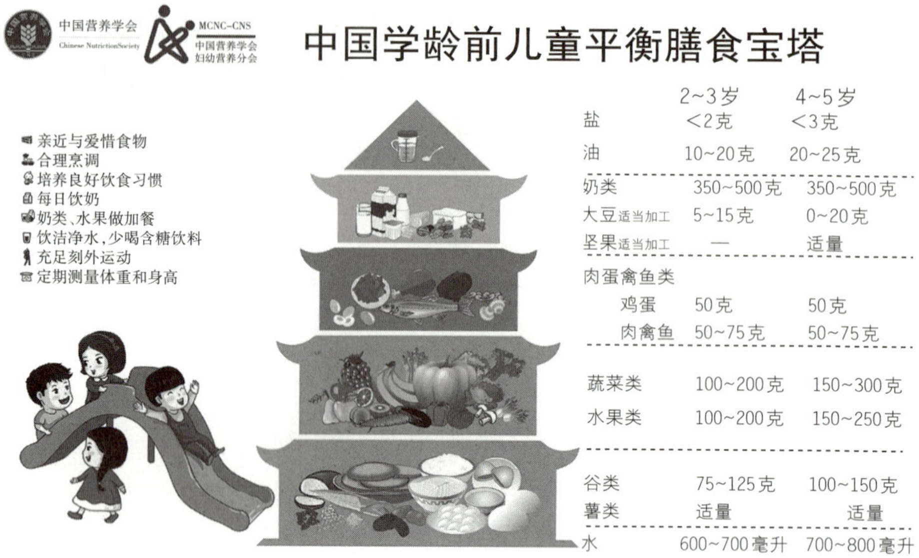

图4-3　中国学龄前儿童平衡膳食宝塔

2. 营养素摄入水平评价

将膳食调查资料按食物成分表计算获得婴幼儿日膳食总能量及营养素摄入量,然后与中国居民膳食营养素参考摄入量(DRIs)的相关推荐数值比较,对婴幼儿膳食营养状况进行评价。

(1)总能量水平

参照DRIs推荐的膳食能量水平是参考人群的平均水平。当评价总能量水平时,个体总能量水平越接近推荐数据,总能量水平适当的可能性越大;同样,群体婴幼儿总能量水平越接近推荐数据越适当。无论个体与群体婴幼儿总能量水平偏离推荐水平越远,存在问题的可能性越大。对个体来说,每日摄入总能量满足同龄儿供给量的85%为正常,低于70%为不足,长期超过推荐量的50%可能引起肥胖。对群体来说,满足供给量标准的90%为正常,低于90%为不足,低于80%为严重不足。日托机构中,婴幼儿能量及其营养素满足要求供给量的75%~80%以上为正常。

(2)三大供能营养素的比例

不同年龄婴幼儿膳食能量百分比结构不同,如婴儿蛋白质、脂肪和碳水化合物供能比例约为8%~15%、35%~45%、45%~55%;>4岁的儿童、青少年蛋白质、脂肪和碳水化合物供能比约为12%~15%、20%~30%、50%~60%。

(3)营养素摄入

蛋白质摄入量应达推荐摄入量的80%以上,其中优质蛋白质(即动物蛋白质和豆类蛋白质)应占总蛋白质的50%以上;矿物质、维生素摄入应达推荐摄入量的80%以上。

(4)膳食能量分布

每日三餐食物供能应适当,即早餐供能应占一日总能量的25%~30%,中餐应占总能量的35%~45%,晚餐应占总能量的25%~30%,点心占总能量的10%。

(5)进食行为评价

包括婴幼儿进餐次数、零食习惯、饮水量以及进食环境等的评价。

知识链接

集体膳食调查举例:

某幼儿园膳食调查记录表

调查日期:×××× 年××月×日—××日

第1日:

饭菜名称	食物名称	食品生重(kg)	食品熟重(kg)	进食熟重(kg)	剩余熟重(kg)	年龄组(岁)	进餐人数
早餐							
鲜肉小包	眉毛肉	1.1	4.8	4.8	0	2~3	6
	面粉	2.4				3~4	35
	盐	0.5				4~5	27
	小葱	0.05				5~6	12
百合莲子粥	莲子(干)	0.01	4.8	4.5	0.3		
	百合(干)	0.01					
	大米	2.1					
鸡蛋	鸡蛋	3.9	3.7	3.3	0.4		
午餐							
荞麦饭	荞麦	0.24	10.5	9.7	0.8	2~3	11
	大米	3.6				3~4	37
烧白	猪肉(三线肉)	2.8	6.1	5.8	0.3	4~5	40
	芽菜	1.1				5~6	20
肉末土豆泥	猪肉(前夹子)	1.1	5.9	5.9	0		
	土豆	3.9					
炒瓢儿白	瓢儿白	5.1	6.2	4.5	1.7		
冬瓜虾皮汤	冬瓜	5.2	12.1	11.4	0.7		
	虾皮	0.15					

续表

饭菜名称	食物名称	食品生重(kg)	食品熟重(kg)	进食熟重(kg)	剩余熟重(kg)	年龄组(岁)	进餐人数
油	菜籽油	1					
盐	食盐	0.18					
酱油	生抽	0.1					
晚餐							
白米饭	大米	4.2	11.4	9.8	1.6	2–3	11
宫保鸡丁	猪肉(眉毛肉)	2.5	6.8	6.8	0	3–4	37
	胡萝卜	2				4–5	40
	黄瓜	1.5				5–6	20
肉末炒儿菜	猪肉(前夹子)	1.2	6.5	5.7	0.8		
	儿菜	6.2					
炒水白菜	水白菜	5.1	4.9	3.5	1.4		
木耳炖鸡汤	土鸡	3.1	8.5	8.5	0		
	木耳(干)	0.1					
油	菜籽油	0.9					
盐	食盐	0.13					
酱油	生抽	0.03					
早点							
牛奶	鲜奶	12960ml	12960ml	12960ml	0	2–3	11
水果	苹果	7.2	5.7（去皮）	5.7	0	3–4	24
午点						4–5	37
南瓜玉米汁	老南瓜	1.8	7.1	6.5	0.6	5–6	20
	玉米面	0.25					
点心	核桃仁	0.85	0.85	0.85	0		
水果	冰糖柑	7.1	5.3(去皮)	5.3	0		

第2日：

饭菜名称	食物名称	食品生重(kg)	食品熟重(kg)	进食熟重(kg)	剩余熟重(kg)	年龄组(岁)	进餐人数
早餐							
鱼片粥	大米	1.7	5.1	4.1	1	2–3	7
	龙利鱼	1				3–4	36
	胡萝卜	1.2				4–5	29
	黄瓜	1.1				5–6	15
烧麦	糯米	1.1	2.7	2.7	0		
	抄手片	1					
	猪肉(前夹子)	0.25					
鸡蛋	鸡蛋	3.89	3.63	3.5	0.03		
午餐							
黑米饭	大米	3.7	10.1	9.2	0.9	2–3	11
	黑米	0.15				3–4	38
滑炒鱼片	龙利鱼	3.27	8.78	8.78	0	4–5	40
	木耳(干)	0.1				5–6	20
	黄瓜	2.6					
韭菜肉末炒豆干	猪肉(前夹子)	1	7.25	6.8	0.45		
	韭菜	1.1					
	豆干	3.2					
炒小白菜	小白菜	4.8	5.6	4.5	1.1		
菌菇肉片汤	平菇	1	11.8	11.3	0.5		
	蘑菇	1.12					
	猪肉	1.1					
油	菜籽油	0.7					
盐	食盐	0.18					
晚餐							
白米饭	大米	4.3	12.1	10.8	1.3	2–3	11
红烧狮子头	猪肉(前夹子)	2.7	9.62	9.62	0	3–4	38
	冬瓜	5.2				4–5	40

续表

饭菜名称	食物名称	食品生重(kg)	食品熟重(kg)	进食熟重(kg)	剩余熟重(kg)	年龄组(岁)	进餐人数
	甜椒	0.5				5-6	20
肉末芙蓉蛋	猪肉(前夹子)	1	8.2	8.2	0		
	鸡蛋	5.45					
白灼菜心	菜心	4.5	5.4	4.1	1.3		
海带炖鸭子汤	鸭子	2.8	12.4	12.4	0		
	海带(干)	0.5					
油	菜籽油	1.1					
盐	食盐	0.16					
红苕粉	红苕粉	0.25					
早点							
牛奶	鲜奶	13080ml	13080ml	13080ml	0	2-3	11
水果	梨子	6.7	5.4(去皮)	5.4	0	3-4	38
午点						4-5	40
枸杞红枣银耳汤	银耳	0.1	7.8	6.4	1.4	5-6	20
	大枣	0.05					
	枸杞	0.05					
蒸红薯	红薯	2.7	2.3	2.3	0		
水果	青枣	6.7	6.2(去皮)	5.4	0.8		

第3日：

饭菜名称	食物名称	食品生重(kg)	食品熟重(kg)	进食熟重(kg)	剩余熟重(kg)	年龄组(岁)	进餐人数
早餐							
冬寒菜肉末粥	大米	2	5	4.1	0.9	2-3	7
	冬寒菜	2.1				3-4	36
	猪肉(前夹子)	0.6				4-5	30
素菜包	面粉	2.6	4.7	4.7	0	5-6	12
	粉丝(干)	0.5					

续表

饭菜名称	食物名称	食品生重(kg)	食品熟重(kg)	进食熟重(kg)	剩余熟重(kg)	年龄组(岁)	进餐人数
	豆干	1					
鹌鹑蛋	鹌鹑蛋	2.7	2.4	2.4	0		
油	菜籽油	0.05					
盐	食盐	0.01					
午餐							
红薯饭	大米	3.7	12.7	12.7	0	2-3	11
	红薯	5.4				3-4	38
黄豆烧肉	猪肉(三线肉)	2.7	7.1	7.1	0	4-5	41
	黄豆(干)	1.2				5-6	20
肉末炒花菜	猪肉(前夹子)	1.1	6.9	6.9	0		
	花菜	4.7					
炒黄秧白	黄秧白	5.7	6.4	5.1	1.3		
紫菜虾皮汤	紫菜(干)	0.2	10.7	9.4	1.3		
	虾皮(干)	0.1					
油	菜籽油	1.1					
盐	食盐	0.17					
葱	小葱	0.1					
晚餐							
白米饭	大米	4.2	9.7	9.7	0	2-3	11
嫩南瓜炒肉丝	猪肉(眉毛肉)	2.1	6.9	6.9	0	3-4	38
	嫩南瓜	4.3				4-5	40
肉末茄子	猪肉(前夹子)	1.1	5.7	5.7	0	5-6	20
	茄子	3.9					

续表

饭菜名称	食物名称	食品生重(kg)	食品熟重(kg)	进食熟重(kg)	剩余熟重(kg)	年龄组(岁)	进餐人数
炒小白菜	小白菜	5.2	5.2	4.7	0.5		
白萝卜炖鲫鱼汤	鲫鱼	2.4	11.7	11.7	0		
	白萝卜	2.5					
油	菜籽油	0.9					
盐	食盐	0.15					
早点							
牛奶	鲜奶	13080ml	13080ml	13080ml	0	2–3	11
水果	糖心苹果	6.5	5.8(去皮)	5.8	0	3–4	38
午点						4–5	41
蛋糕	蛋糕	3.4	3.4	3.4	0	5–6	20
核桃花生汁	花生米(干)	0.8	10.1	10.1	0		
	核桃仁	0.15					
水果	冰糖柑	7.3	6.4(去皮)	6.4	0		

说明:1. 调查方法:称重法

2. 计量单位:以千克为单位

3. 要求:食物生重以净重为准,菜要去掉黄叶、根;蛋要去掉壳;家禽类、鱼类要去掉内脏。

某幼儿园膳食调查报告

调查对象:××××幼儿园　　　　调查方法:称重法

调查时间:××××年××月××日—××日　就餐类别:三餐两点

调查者:××××,

调查日期:××××年××月××日

(使用××膳食调查软件)

食物分类名称	摄入量(克)	所占热量(千卡)	评价
谷类及制品	112.97	391.21	—
薯类、淀粉及制品	41.48	43.97	—
干豆类及制品	16.92	33.41	—

续表

食物分类名称	摄入量(克)	所占热量(千卡)	评价
蔬菜类及制品	228.57	40.29	—
菌藻类及制品	9.73	5.64	—
水果类及制品	135.16	83.65	—
坚果、种子类	5.89	34.45	—
畜肉类及制品	71.19	253.78	—
禽肉类及制品	19.20	34.37	—
乳类及制品	81.67	48.18	—
蛋类及制品	38.30	54.78	—
鱼虾蟹贝类	21.80	23.48	—
小吃、甜饼	14.32	53.20	—
油脂类	18.71	168.19	—
调味品类	4.82	0.00	—
药食两用食物及其他	0.55	0.42	—

营养素摄入情况：

营养素名称	全日标准量	在园标准量	单位	在园摄入量	摄入量%	参考评价
能量	1386.5	1289.44	千卡	1269.03	98.42	正常
维生素A	553.67	514.91	微克	667.46	129.63	正常
蛋白质	48.11	44.74	克	43.37	96.94	正常
脂肪			克	59.71		—
硫胺素	0.65	0.61	毫克	0.67	109.92	正常
核黄素	0.65	0.61	毫克	0.69	113.52	正常
抗坏血酸	65.37	60.79	毫克	137.35	225.93	偏高
钙	707.34	657.82	毫克	353.47	53.73	过低
磷	476.83	443.46	毫克	654.06	147.49	正常
钾	1268.35	1179.56	毫克	1298.57	110.09	正常
钠	784.17	729.28	毫克	2223.34	304.87	偏高
铁	12	11.16	毫克	12.45	111.56	正常
锌	10.61	9.87	毫克	7.18	72.76	偏低
硒	22.68	21.10	微克	31.03	147.11	正常

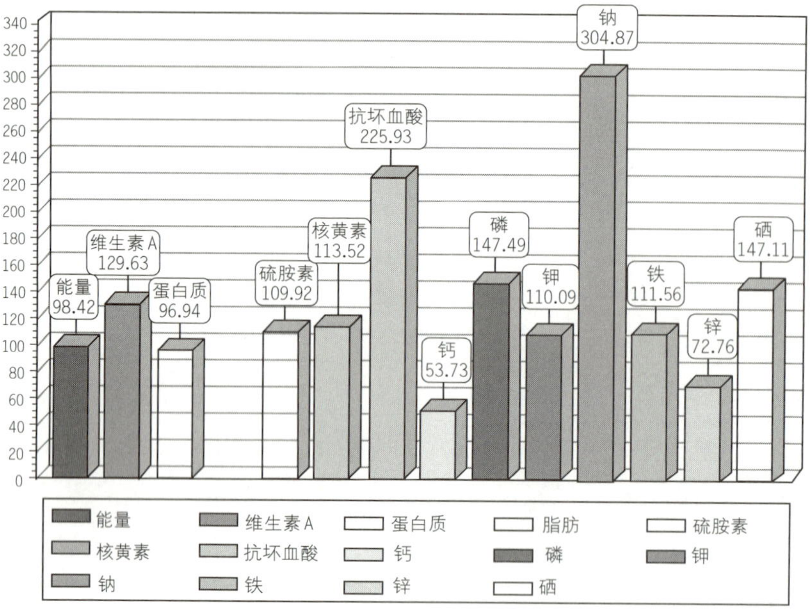

图4-4 营养素摄入量/推荐量百分比条形图

表4-9 三大营养素热能分布

营养素名称	所含热量（千卡）	占总热量%	推荐百分比
蛋白质	173.48	13.33	10~15
脂肪	537.39	41.29	31~35
碳水化合物	590.72	45.38	50~60

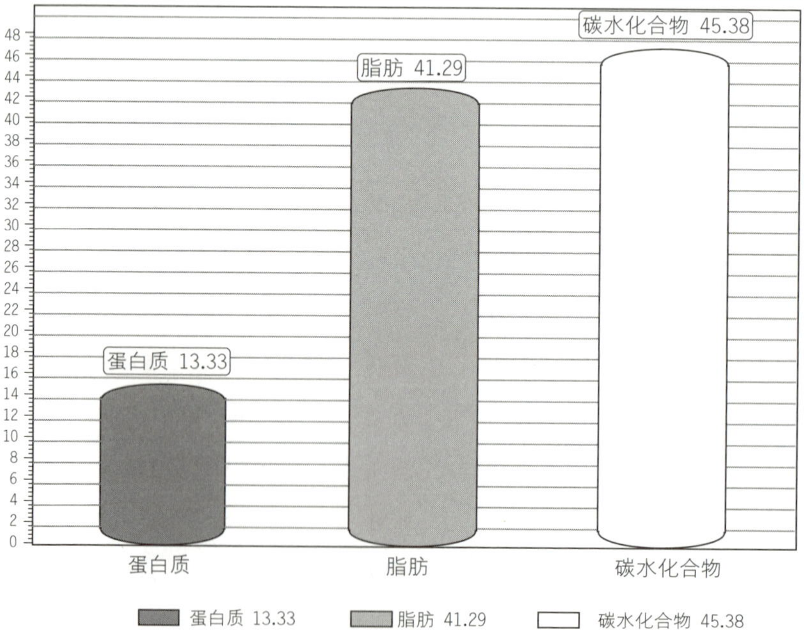

图4-5 三大营养素热能分布图

表4-10　三餐一点供热比

餐别	摄入热量(千卡)	构成比%	推荐百分比
早餐	196.07	14.37	23~30
午餐	408.26	29.92	35~40
晚餐	434.02	31.81	25~30
点心	230.67	16.90	10~15
其中早点	80.95	5.93	—
其中午点	149.72	10.97	—

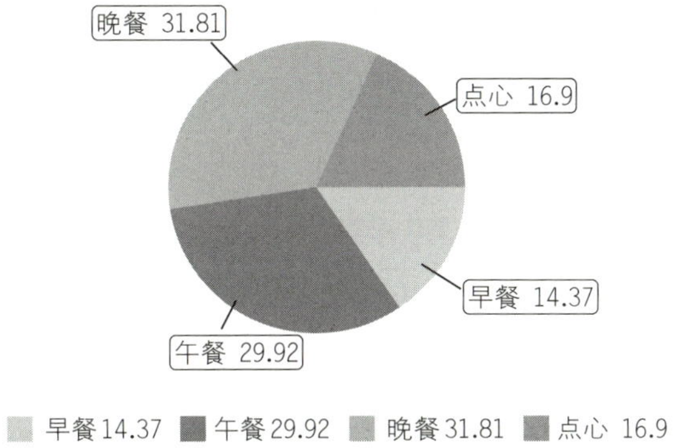

图4-6　三餐一点供热比图

表4-11　蛋白质的来源分布

项目名称	种类	摄入量(克)	占总蛋白质%	推荐百分比
蛋白质	优质蛋白	26.96	62.16	≥50%
蛋白质	动物性食物	23.56	54.32	—
蛋白质	植物性食物	16.41	37.84	—
蛋白质	豆类	3.4	7.84	—

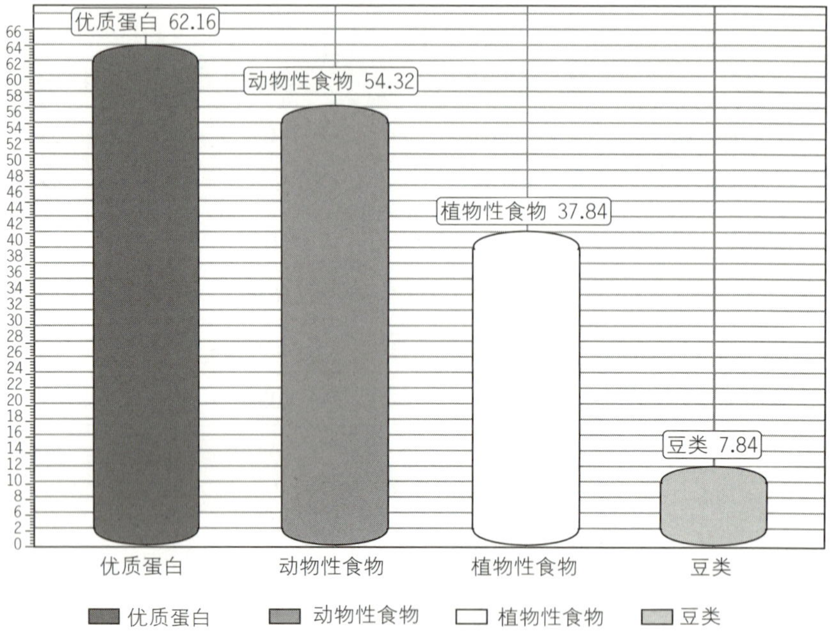

图4-7　蛋白质的来源分布图

阶段小结

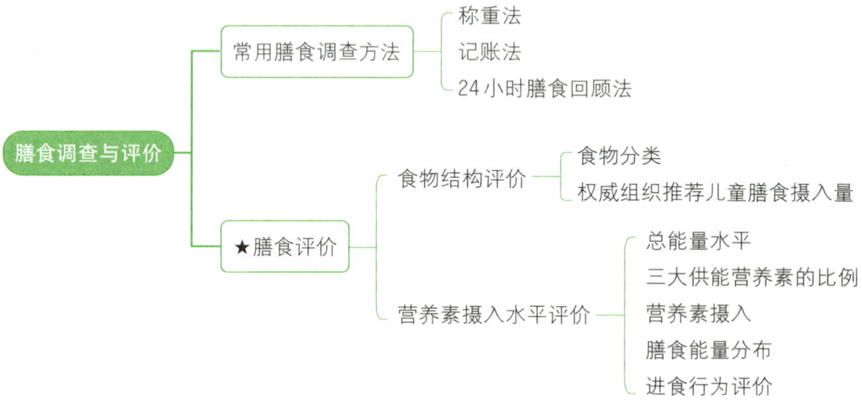

真题演练

1. 膳食评价包括哪些方面的评价，其评价的目的何在？

2. 操作题：请根据幼儿园的膳食调查报告，对该幼儿园的集体膳食情况进行评价。

反思评价

1. 膳食调查的方法主要包括哪些？这些方法的适用范围是什么？

膳食调查方法	适用范围

2. 集体儿童膳食调查方法有哪些？为了尽量保证膳食调查的准确性，每种调查方法的关键点有哪些？

调查方法	关键

3. 请你对本次任务进行评价

课堂活动参与度 ☆ ☆ ☆ ☆ ☆

小组活动贡献度 ☆ ☆ ☆ ☆ ☆

学习内容接受度 ☆ ☆ ☆ ☆ ☆

任务三
临床表现与实验室检查

任务描述

营养对维持机体代谢，保持身体健康起着至关重要的作用。婴幼儿营养不足或营养过剩，都会对身体造成危害，并表现出相应的症状和体征。当婴幼儿存在营养素摄入不当时可以从临床体格检查中发现，也可通过血液、尿液等体液的实验室检查进行判断。婴幼儿营养性疾病的体征往往是几种同时存在，同一种营养素缺乏性疾病的临床表现也会因其病程长短或严重程度而有所不同。因此营养评估要结合膳食营养调查、体格评估以及生化检验作综合判断。

工作表单

工作表单1

小组讨论

经典的营养素分类按照营养素生理功能分类，可将约40种营养素分为能量、宏量营养素（蛋白质、脂类、碳水化合物）、微量营养素（矿物质，包括常量元素和微量元素；维生素）以及其他膳食成分（膳食纤维、水）四类。但经典的营养素分类方法未显示营养素缺乏的病理生理反应特征，难以具体帮助我们判断微量营养素缺乏的实际问题。因此，有学者根据营养素缺乏的不同病理生理反应将营养素分Ⅰ型营养素与Ⅱ型营养素。请小组讨论，这两类营养素缺乏的表现和具体的营养素。

营养素分类	缺乏时共同表现	具体营养素
Ⅰ型营养素		
Ⅱ型营养素		

工作表单2

小组讨论

Ⅰ型营养素是指机体完成特定的生化功能所必需的一类营养素，缺乏时临床上较早出现症状。婴幼儿常见的Ⅰ型营养素缺乏包括哪些，具有怎样的临床表现？

易缺乏的Ⅰ型营养素	临床表现

工作表单3

阅读材料

Ⅱ型营养素是指和机体生长密切相关的一组营养素，也被称为“生长型”营养素。当此类营养素缺乏时，机体的反应特点首先表现为生长不足和组织修复；如果长期缺乏，机体产生明显的代偿反应，即为了维持该营养素的一定组织浓度，减少营养素的排泄，甚至分解自身组织以供机体对该营养素所需，使机体处于负平衡状态，直到最后才同时存在Ⅰ型营养素的丢失。任何一种Ⅱ型营养素缺乏症，在临床上一般都难以找到特定的症状和体征。

Ⅱ型营养素缺乏主要包括蛋白质、能量营养不良和锌缺乏。蛋白质缺乏是发展中国家儿童尤其是婴幼儿营养不良的主要原因，因能量摄入不足常常是蛋白质不足的原因，故儿童营养不良又称为蛋白质-能量营养不良。美国学者则认为营养缺乏为营养失衡，发展中国家蛋白质-能量营养不良发生率较高，发达国家则表现为过多的不健康食物摄入，如脂肪和精制碳水化合物，使超重/肥胖儿童增加。因此，近年来认为儿童营养不良不是一单一疾病，而是一种异常的状态，包括营养低下和营养过剩。但多数国家学者描述儿童营养不良时仍是食物不足或食物质量差发生儿童蛋白质-能量营养不良的表现。请讨论，蛋白质-能量营养不良和锌缺乏的临床表现。

Ⅱ型营养素缺乏	临床表现
蛋白质-能量营养不良	
锌缺乏	

工作表单4

小组讨论

Ⅰ型营养素缺乏在临床上有典型的症状和体征，实验室可以监测到相应的组织生化指标，在临床上较易识别和治疗。Ⅱ型营养素缺乏在临床上一般都难以找到特定的症状和体征，因此诊断此类营养素缺乏的手段比较复杂，通常很难确定是哪一种Ⅱ型营养素缺乏导致的生长停滞。婴幼儿常见的Ⅰ型营养素缺乏的实验室检查包括哪些？

Ⅰ型营养素	
维生素A	
维生素C	
维生素D	
维生素K	
叶酸	
维生素 B_{12}	
钙	
铁	

学习支持

一、营养素缺乏的分类

20世纪80年代英格兰学者发现一部分营养素缺乏时儿童生长正常，组织浓度下降，有特殊的临床表现；另一部分营养素缺乏时组织浓度正常，除生长速度下降外无特殊临床表现。因此，他依据不同的营养素缺乏时的不同反应提出，将营养素分为Ⅰ型营养素和Ⅱ型营养素（表4-12）。

1. Ⅰ型营养素

包括碘、铁、钙、铜、氟、锰、硒以及所有的维生素。身体的反应特点是组织浓度下降，最早的表现是特殊的临床症状，但没有生长迟缓。如若持续时间长、严重时可继发生长发育障碍。此类营养素缺乏到出现临床症状的过程有三个阶段,即当食物供给不足或需要量增加时身体内发生调节或适应性变化以保证身体重要的生理功能,即组织贮存首先被动用;继而身体代谢发生改变,适应性失调出现功能异常或出现临床症状;最后生长发育受损,严重时可危及生命。

2. Ⅱ型营养素

包括锌、氮、钾、钠、磷、硫、镁、蛋白质、必需氨基酸及能量(脂肪与碳水化合物),缺乏的共同表现是身长/高、体重生长速度下降,但组织中含量正常,无特殊临床症状与体征。虽然有某种Ⅱ型营养素缺乏为主的临床情况,如能量或蛋白质缺乏,但Ⅱ型营养素互相关联,如锌、氮、钾、磷、硫、镁、氨基酸均为蛋白质的成分之一,常常同时伴有其他几种营养素缺乏,如锌、磷、硫。如食物中蛋白质缺乏,则同时可有锌缺乏,身体的反应是线性生长(身高)停止,体重下降,但大部分组织中锌浓度正常,无特殊临床表现。

表4-12 Ⅰ型与Ⅱ型营养素分类[①]

Ⅰ型营养素	Ⅱ型营养素	Ⅰ型营养素	Ⅱ型营养素
铁	钾	维生素 B_6	赖氨酸
铜	钠	维生素PP(烟酸)	硫
锰	镁	维生素 B_{12}	氧
碘	锌	叶酸	水
硒	磷	维生素C	能量
钙	蛋白质	维生素A	
氟	氮	维生素E	
维生素 B_1	必需氨基酸和碳架	维生素D	
维生素 B_2	蛋氨酸	维生素K	

二、营养素缺乏的临床表现

每一种营养素都有其特定的生理功能,营养素是细胞结构和基础代谢的组成部分,也是机体的组成部分,是维持生命活动所必需,故与机体代谢途径和基本生理过程有关。Ⅰ型和Ⅱ型营养素都是维持每天生命活动必需的物质,但供给的频率和急迫程度各异。Ⅰ型营养素和Ⅱ型营养素缺乏的机体反应特征见表4-13。

① 毛萌,江帆.儿童保健学[M].北京:人民卫生出版社,2020:199.

表4-13 Ⅰ型营养素和Ⅱ型营养素缺乏的机体反应特征①

Ⅰ型营养素缺乏	Ⅱ型营养素缺乏
早期继续生长	首先出现生长速率下降
有特殊临床表现	无特殊临床表现
组织浓度下降	组织浓度正常
贮存正常	身体无贮存
浓缩特殊组织	不存在其他组织
影响特殊酶的功能	影响代谢过程
食欲正常	食欲下降

Ⅰ型营养素缺乏多为单一营养素缺乏致病，临床上有典型的症状和体征，实验室可以监测到相应的组织生化指标，在临床上较易识别和治疗。最常见的Ⅰ型营养素有铁缺乏性贫血、维生素A性干眼症、碘缺乏性甲状腺肿与甲状腺功能低下症。如铁属Ⅰ型营养素，当食物中缺乏时最初体内铁贮存耗竭后出现铁缺乏的临床表现，组织中铁浓度明显下降，但不影响体格生长。此外，维生素C缺乏症（坏血病）、维生素PP（烟酸）缺乏致糙皮病以及维生素B_1缺乏（脚气病）均有明显的临床表现（表4-14、4-15）。

Ⅱ型营养素缺乏时较快发生蛋白质和核苷酸合成、代谢转运过程异常。因此，当Ⅱ型营养素摄入不足时，机体很快通过减少排泄和重吸收营养素以维持内环境稳定，结果产生以生长速度下降来维持Ⅱ型营养素组织浓度的代偿现象。如果膳食中Ⅱ型营养素摄入不足的时间较长，机体为维持自身生命的运转将继续降低生长速率甚至生长停滞，故Ⅱ型营养素缺乏时间越长，生长落后就越明显。在临床上Ⅱ型营养素的任何一种缺乏，如蛋白质、锌、镁、磷、钾等的缺乏，其共同临床表现就是生长不良，且临床上难以确定究竟是哪一种营养素缺乏所致。另外，Ⅱ型营养素缺乏时，还会影响机体免疫系统的功能，增加患感染性疾病的机会（表4-16）。

表4-14 维生素缺乏的症状和体征②

维生素	缺乏临床表现
维生素A	夜盲症、干眼症、角膜软化、毛囊角化过度
维生素C	坏血病：牙龈、皮肤、骨骼的毛细血管出血，伤口愈合慢

① 毛萌，江帆．儿童保健学．北京：人民卫生出版社，2020:200.

② （美）克雷曼．儿童营养学（第7版）[M]．申昆玲译．北京：人民军医出版社，2015:414.

续表

维生素	缺乏临床表现
维生素D	佝偻病、骨软化症
维生素E	溶血(早产儿)、周围神经病变
维生素K	瘀斑、出血
维生素B_1	脚气病、心肌病、周围神经病变和脑病
维生素B_2	唇干裂、舌炎、口角炎
维生素PP	糙皮病、老年痴呆症、腹泻和皮炎
维生素B_6	癫痫、贫血、易激惹
生物素	皮炎、脱发、肌肉疼痛
叶酸	巨细胞性贫血、口腔炎、感觉异常、舌炎、胎儿神经管缺陷
维生素B_{12}	巨幼红细胞性贫血、神经病变、感觉异常、舌炎

表4-15 矿物质缺乏的症状和体征①

矿物质	缺乏临床表现
钙	骨软化症、手足搐搦
氯	碱中毒
钴	维生素B_{12}缺乏症
铜	贫血、中性粒细胞减少、骨质疏松、神经病变、皮肤和头发色素脱失
氟	龋齿
碘	甲状腺肿、克汀病
铁	贫血、行为异常
镁	低钙血症、低钾血症、震颤、无力、心律失常
磷	佝偻病、神经病变
钾	肌无力、心脏病变
硒	心肌病、贫血、肌炎
钠	低血压
硫	生长障碍
锌	生长迟缓、皮炎、味觉减退,性功能减退症、脱发、创面愈合能力受损

① (美)克雷曼.儿童营养学(第7版)[M].申昆玲译.北京:人民军医出版社,2015:414-415.

表4-16 营养不良儿童的临床体征[1]

部位	体征
面部	满月脸（水肿型）、猴脸（消瘦型）
眼睛	干眼、结膜苍白、可有毕脱斑（维生素A缺乏时）、眶周水肿
口腔	口角炎、舌炎唇炎、海绵状牙龈出血（维生素C缺乏时）、腮腺肿大
牙齿	出牙延迟、可见斑块
毛发	无光泽、稀疏、脆性、色浅、旗样条纹（浅的和正常颜色交替）扫帚状睫毛、脱发
皮肤	松弛起皱（消瘦）、发亮并伴水肿（水肿型营养不良）、干燥、毛囊角化、斑片状高和（或）低色素沉着（鹅卵石样或漆片状）、糜烂、伤口愈合不良
指甲	匙状甲、甲面薄而软、可见裂缝或脊样纹状
肌肉组织	肌肉萎缩、臀部和大腿最明显；沃斯特克征或低钙束臂征（低钙血症）
骨骼	畸形
腹部	腹胀、肝大、脂肪肝、可能有腹水
心血管系统	心动过缓、低血压、心排血量减少、小血管病变
神经系统	整体发育延迟、膝反射、踝反射丧失、记忆受损
血液系统	苍白、瘀斑、出血倾向
行为	昏睡、反应冷淡、易激惹

三、实验室检查

营养状况的实验室检查是指借助生物化学、组织学、生理学或病理学实验手段，通过对身体特定组织、分泌物或排泄物中营养素或其代谢产物浓度、生化状态、转化状态进行测定，或者测定身体内需要依赖特定的营养素，或者与特定营养素有关的代谢酶活性、代谢途径效率以及与特定营养素有关的表达产物，或者测定与特定营养素关联密切的生理功能的状态，反映身体相关营养素状况。如营养素摄入不足时间较短、程度较轻时，往往没有明显的临床症状或体征，但是通过实验室检查可发现身体营养储备水平低下、亚临床营养缺乏或者营养代谢异常等，有利于早期发现机体营养状况并及时采取措施。另外，实验室检查结果也可用于了解营养干预后机体恢复程度及干预效果。

Ⅰ型营养素缺乏在出现症状前即所谓的亚临床状态时已有生化和生理变化，故Ⅰ型营养素营养不良状态的判断应依据缺乏的临床表现以及直接测定营养素在组织中的浓度或代谢产物而获得。目前，实验室的检查可明确大部分Ⅰ

① 毛萌．儿科专科医师规范化培训教材·儿童保健学分册[M]．北京：人民卫生出版社，2017：154-155.

型营养素营养不良状态的判断，如铁、碘、维生素等，但钙营养不良状态的实验室方法选择受限。

Ⅱ型营养素缺乏时组织含量正常，出现生长迟缓需要一定时间；且Ⅱ型营养素互相关联，如锌、氮、钾、磷、硫、镁、氨基酸均为蛋白质的组成成分之一，临床难有单一缺乏的情况，常常同时伴有其他几种营养素缺乏，如锌、磷、硫，实验室方法难以获得。判断Ⅱ型营养素缺乏主要依据临床资料与实验室检查。如肝肾功能是否正常，有无电解质失衡，有无微量营养素的缺乏，这对于治疗有重要指导意义。可见实验室检查得到的结果，可以帮助确诊，了解患儿体内的代谢状态并指导治疗。

实验室检查可测定婴幼儿体液营养物质状态、排泄物中各种营养物质及其代谢产物或其他有关的化学成分浓度水平。营养物质状况的实验室检查常采用的检测样本为血液（血清、血浆、红细胞、白细胞）、尿液、粪便等。评价营养状况的实验室检查目标标志物包括：①血液中营养素或相关代谢物或其他相关标志物水平；②尿液中营养素或代谢产物的排泄量；③与营养素有关的血液成分或酶活性水平；④血液、尿液中的异常代谢产物；⑤负荷实验、饱和实验或示踪实验：测定额外普通营养素或同位素标记营养素在血液中的浓度或尿液、粪便的排泄量。下面列出临床上常用的营养状况实验室检查指标及参考值，见表4-17。

表4-17　儿童营养状况常用实验室检查项目①

项 目	年龄	正常范围
蛋白质		
人血白蛋白（g/L）	0个月~	26~40
	1个月~	31~43
	1岁~	35~56
铁		
血红蛋白（g/L）	新生儿	145~220
	6个月~	110~135
	5岁~	115~155
	12岁~	120~160
血清铁蛋白（ng/dL）	0个月~	6~430

① （美）克雷曼．儿童营养学（第7版）[M]．申昆玲译．北京：人民军医出版社，2015:427-432.略作修改。

续表

项 目	年龄	正常范围
	7个月~	12~60
	3岁~	12~80
	15岁~	12~270
血清铁(μg/dL)	0周~	100~250
	7周~	40~100
	1岁~	50~120
	11岁~	30~170
锌		
血清锌(μg/dL)	0岁~	66~144
	17岁~	65~291
磷		
血清磷酸盐(mg/dL)	0岁~	4.8~8.2
	1岁~	3.8~6.5
	4岁~	4.1~5.4
	7岁~	2.5~5.6
钙		
血清总钙(mg/dL)		6.9~10.4
血清离子钙(mmol/L)		1.00~1.37
镁		
血清镁(mg/dL)		1.5~2.5
铜		
血清铜(μg/dL)	0个月~	20~70
	7个月~	70~190
硒		
血清硒(μg/L)		23~190
维生素A		
血清/血浆视黄醇(μg/dL)	0个月~	18~50

续表

项 目	年龄	正常范围
	2个月~	20~50
	13岁~	26~120
维生素D		
25-OH-D(ng/ml)		>20
$1\text{-}25\text{-}OH_2\text{-}D$(pg/ml)		15~75
叶酸		
血清叶酸(ng/ml)	0岁~	6.3~22.7
	2岁~	1.7~15.7
	4岁~	0.5~14.1
维生素K		
凝血时间(s)	>6个月	11.7~13.2
维生素E		
血清/血浆α-维生素E(mg/dL)	0个月~	1.0~3.5
	2个月~	2.0~6.0
	6个月~	3.5~8.0
	2岁~	5.5~18
维生素C		
血浆维生素C(mg/dL)		0.4~2.0
维生素B_{12}		
血清维生素B_{12}(pg/L)		182~1407

阶段小结

- 临床表现与实验室检查
  - 营养素缺乏的分类
    - Ⅰ型营养素
    - Ⅱ型营养素
  - ★营养素缺乏的临床表现
    - Ⅰ型营养素缺乏
      - 早期继续生长
      - 特殊临床表现
      - 组织浓度下降
      - 贮存正常
      - 浓缩特殊组织
      - 影响特殊酶的功能
      - 食欲正常
    - Ⅱ型营养素缺乏
      - 首先出现生长速率下降
      - 无特殊临床表现
      - 组织浓度正常
      - 身体无贮存
      - 不存在其他组织
      - 影响代谢过程
      - 食欲下降
  - 实验室检查
    - Ⅰ型营养素缺乏
      - 钙
      - 铁
      - 铜
      - 硒
      - 维生素
    - Ⅱ型营养素缺乏
      - 蛋白质
      - 锌
      - 磷
      - 镁

真题演练

1. 婴幼儿营养不良时有哪些临床表现？

部位	体征
面部	
眼睛	
口腔	
牙齿	
毛发	
皮肤	
指甲	
肌肉组织	

续表

部位	体征
骨骼	
腹部	
心血管系统	
神经系统	
血液系统	
行为	

2. 评价营养状况的实验室检查目标标志物包括哪些？

反思评价

1. Ⅱ型营养素缺乏时为什么临床上难以确定是哪一种营养素缺乏？

2. 判断Ⅱ型营养素缺乏的主要依据是什么？其实验室检查包括哪些，其目的是什么？

3. 请你对本次任务进行评价

课堂活动参与度 ☆ ☆ ☆ ☆ ☆

小组活动贡献度 ☆ ☆ ☆ ☆ ☆

学习内容接受度 ☆ ☆ ☆ ☆ ☆

项目四答案

附录

参考文献

1. 黎海芪. 实用儿童保健学(第1版)[M]. 北京:人民卫生出版社,2016.

2. 中国营养学会. 中国居民膳食指南2016[M]. 北京:人民卫生出版社,2016.

3. 陈荣华,赵正言,刘湘云. 儿童保健学[M]. 南京:江苏凤凰科学技术出版社,2017.

4. 沈晓明,王卫平. 儿科学(第7版)[M]. 北京:人民卫生出版社,2008.

5. 蒋一方. 0~3岁婴幼儿营养与喂养[M]. 上海:复旦大学出版社,2020.

6. 彭英等. 幼儿照护职业技能教材(初级)[M]. 长沙:湖南科学技术出版社,2020.

7. 张婷婷,刘芳,刘欣. 幼儿营养与膳食管理[M]. 北京:中国人民大学出版社,2020.

8. 宋媛. 0–3岁婴幼儿营养与喂养[M]. 上海:华东师范大学出版社,2021.

9. 刘苹,朱颖,郭晓斌. 婴幼儿和儿童少年膳食指南[M]. 北京:中国医药科技出版社,2019.